Les 9 phases de la spiritualité appliquée

Par Jean-Luc NOE

Du même auteur :

Gladiateur Subversif
La révolution est en Vous

Table des Matières

CHAPITRE 1 – COMMENT TROUVER ET ACCOMPLIR VOTRE VERITABLE MISSION

Je constate depuis que j'ai trouvé ma mission de vie que les gens ne savent pas où aller! Ils sont totalement perdus, bloqués dans leur vie quotidienne. Ils sont, je dirai même, tels des mouches dans un bocal.

Ils ne savent pas ce qu'ils font ici et se posent souvent la question : «Pourquoi cette vie?» Ils vivent souvent une vie ennuyeuse, morose, insipide durant laquelle rien d'intéressant ne se produit.

Il est indispensable de trouver une vie qui vous inspire, une vie qui vous pousse à vous lever tôt le matin et à vous coucher tard le soir! Une vie que vous allez vivre avec passion et joie.

Je vous demande de bien lire les 9 chapitres qui composent cet ouvrage et surtout de bien suivre et appliquer tout ce que je vais vous dire! C'est primordial si vous souhaitez réellement que les choses, votre vie changent positivement et définitivement pour vous.

Qu'allez-vous découvrir dans cet ouvrage?

Tout d'abord, que notre ancêtre, contrairement à ce que l'on a pu vous dire à l'école, n'est pas le singe!
Nous allons voir la véritable source de la vie et que son impact est capital à chaque instant! Nous découvrirons pourquoi, justement, on nous a toujours rabâché que notre ancêtre était le singe (la fameuse théorie de Darwin qui a volé en éclat depuis peu).

Ensuite, nous verrons le véritable travail que vous aurez à faire sur vous-même avant même de chercher votre mission.

Puis, nous étudierons les trois ennemis que j'ai identifiés. Je suis certain que vous les identifierez de la même manière que moi.

Ce sont ces trois ennemis qui vont tenter de vous maintenir petit, dans les vibrations les plus basses. Vous apprendrez à surmonter tout cela.
Si vous vivez dans un environnement négatif, vous aurez tout intérêt à noter ce point-là!

J'ai réalisé cet ouvrage «Les 9 phases de la Spiritualité Appliquée» en 9 chapitres. Vous découvrez actuellement le tout premier volet : «comment trouver et accomplir votre véritable mission».

En suivant les 9 chapitres en entier et en appliquant tout ce que j'y révèle, je sais d'ores et déjà que vous aurez des résultats immédiats. Je donnerai des indications dans chacun des chapitres.

Vous êtes sur le point d'ouvrir une nouvelle ère pour l'humanité. C'est exactement ce que l'on fait ensemble, c'est exactement ma mission et c'est exactement ce que les gens qui me suivent sont en train de vivre.

Le cheminement que je vous propose de suivre se compose de 9 volets dont voici le détail :

- Chapitre 1 – Comment trouver et accomplir votre mission» (le chapitre que vous lisez actuellement)

- Chapitre 2 – Comment avoir plus d'énergie qu'à vos 20 ans, dormir moins et accomplir plus
- Chapitre 3 – Comment trouver la magie dans votre couple et un cercle social inspirant
- Chapitre 4 – Comment sortir de l'esclavagisme moderne et trouver la liberté absolue (patrons, banques, gouvernements…)
- Chapitre 5 – Comment devenir votre ami le plus proche
- Chapitre 6 – Comment focaliser votre attention et réussir plus en trois fois moins de temps
- Chapitre 7 – Comment décalcifier vos glandes endocrines et vous connecter à l'Univers.
- Chapitre 8 – Comment déterminer vos objectifs avec efficacité pour les atteindre
- Chapitre 9 – Ce chapitre est un chapitre secret!

Suivez bien attentivement les 9 chapitres! Je vous garantis que ça va décoiffer, que ce sera percutant.

Pour en apprendre plus avec mes programmes, voyez ici : http://www.academieaime.com

Avant de commencer, je vais vous parler d'un principe très important à comprendre. C'est ce que l'on nomme la loi des nombres.

«Plus vous allez faire quelque chose, plus vous aurez de chance d'obtenir des résultats»

C'est ce que l'on appelle la loi de l'expertise.

C'est ainsi que l'on devient un expert. C'est d'ailleurs ainsi que Mozart est devenu Mozart. Tout comme Lewis Hamilton est devenu champion du monde pour la 5ème fois, ou encore tout comme Sébastien Loeb qui a obtenu ses 9 titres de champion du monde des rallyes.

On devient un expert en répétant les choses, en cherchant à s'améliorer en permanence dans le domaine dans lequel on excelle.

Prenons comme exemple, un vendeur d'aspirateur en porte à porte. Vous avez peut-être déjà eu affaire à ce genre de vendeur?
Lorsque ce vendeur d'aspirateurs fait du porte à porte. Dans sa démarche, il sait clairement que sur 100 personnes, 85 n'auront pas besoin de son produit et il se fera rejeter. Ça fait partie de son boulot!

Il sait aussi, qu'il y aura 12 personnes qui seront potentiellement intéressées et qu'il y aura seulement 3 personnes qui auront absolument besoin de son aspirateur et qui achèteront.

Ce qui veut dire concrètement que plus vous cumulez d'expérience, plus vous aurez la chance de trouver la perle rare, celle qui donne un sens à votre voyage de développement personnel et spirituel.

Si je vous dis ça, c'est pour vous expliquer que mon aventure à moi dure depuis plus de 20 ans. J'ai lu le maximum d'écrits qui m'expliquaient comment réussir ma vie. Ma quête du graal a durée durant plus de 20 ans.

J'ai tout fait! De la spiritualité, du développement personnel, de l'ésotérisme et toutes ces découvertes m'ont permis d'accumuler une expérience énorme. Ce que j'ai eu le temps d'accumuler durant toutes ces expériences, c'est de supprimer les 90% de choses inutiles.

J'avais vraiment vu du tout et du n'importe quoi! Il était nécessaire de faire un tri.

J'ai cherché à améliorer les 7% des méthodes et techniques intéressantes qui fonctionnaient. Cela pour ne conserver au final que les 3% de ce qui était pertinent.

Concrètement, comment ça s'est passé pour moi?

Je veux que vous compreniez bien comment je suis arrivé à trouver ma mission. Je vais vous dire clairement les choses à faire, et celles qu'il vous faudra absolument éviter.

Ce que je souhaite vraiment c'est que vous puissiez, en suivant le même processus, arriver à trouver VOTRE mission! Celle qui va vous permettre d'aller offrir votre talent au monde.

LES 4 ETAPES DE MON CHEMIN DE VIE

(En fait trois étapes, suivies d'une étape de liens entre tout ce que j'ai fait)

Première étape : La recherche matérielle

Avant de trouver ma mission, il a fallu que je passe par cette case matérielle, de réussite et donc coller aux critères de la société.

Il y a plus de 20 ans de cela (j'avais 26 ans) j'étais fonctionnaire. J'avais réussi à monter les échelons sur concours jusqu'au moment où j'ai été bloqué.

Pourquoi? Parce que je n'étais pas issu des écoles d'administration.

Ça ne me satisfaisait pas! Je voulais absolument réussir matériellement.

J'avais une solde qui me permettait de vivre correctement, mais ça ne me suffisait pas, je voulais absolument la réussite matérielle qui pour moi à cette époque était: «belles montres, belles voitures, belles maisons, belles femmes, beaux costumes, etc...»

J'ai trouvé une alternative : Le MLM. Je me suis lancé à fond dans cette aventure jusqu'à atteindre l'équivalent de 8000 euros par mois. Je me suis ensuite rendu compte que j'avais fait une grave erreur.

J'avais en effet omis de diversifier mes revenus, je suis alors retombé à 0 lorsque ce MLM s'est arrêté du jour au lendemain.

Cette expérience m'a permis de lancer ma toute première société de consultant en informatique et ce fut d'ailleurs le début de ma carrière d'entrepreneur.

Je suis parvenu à avoir 7 sociétés qui faisaient un chiffre d'affaires cumulé de plus de 3 millions d'euros. Ces sociétés étaient situées en France et à l'étranger.

Je conservais toujours en tête la loi des nombres dont je vous ai parlé un peu plus tôt. C'est-à-dire que je me disais que sur les 7 sociétés, j'allais, de toute façon, trouver la perle. Je trouverai bien celle qui fonctionne le mieux et qui me rendrait heureux.

Ça n'a pas été tout à fait comme ça que ça s'est passé! Plutôt que de me démultiplier, c'est moi qui me divisais.

J'avais créé une pieuvre totalement ingérable.

Mais je suis vraiment reconnaissant d'avoir vécu cette période! J'avais compris comment faire de l'argent, comment me faire des relations, à être un leader pour les autres.

Ce fut un passage capital pour moi.

Cela m'a permis d'avoir cette période «d'égo» et de recherche matérielle, jusqu'à ce que je perde tout et que je découvre une nouvelle leçon sur l'égo.

Oh ce fut une période vraiment très difficile dans ma vie! J'étais arrivé «limite au suicide». Mais cette période a été nécessaire car elle m'a permis de passer au second stade de mon évolution.

<u>Seconde étape : La recherche spirituelle théorique</u>

Après avoir tout perdu, et je dirai même posé les deux genoux à terre, il fallait absolument que je trouve à me raccrocher à quelque chose.

Je me suis alors plongé dans l'étude, une étude complète systématique du développement personnel et de la spiritualité.

C'est d'ailleurs ce que j'ai appelé ma «foire au développement personnel»

Je voulais absolument comprendre ce qui s'était passé dans ma vie. Pourquoi j'étais tombé et surtout comment retrouver la situation financière que j'avais auparavant.

J'ai donc tout passé en revue et étudié tout ce que j'ai pu.

J'avais une collection de 140 livres de développement personnel. Lorsqu'on travaille dans le MLM, il est important de travailler constamment sur soi-même. Voilà le pourquoi de cette énorme collection!

J'ai commencé par «Réfléchissez et devenez riche», «Comment se faire des amis»... Vous connaissez peut-être ces deux bibles du développement personnel?

Je me suis servi de cette collection comme outil de travail, comme support. Ils étaient annotés partout. Certains étaient super efficaces, d'autres beaucoup plus techniques, irréalisables surtout.

Ceux-là, je les mettais de côté. Cela m'a permis de faire un gros tri dans tous ces livres.

Ensuite, j'ai repris tous les livres sacrés : la Bible, le Coran, les Upanishad, le Talmud, la Torah, le livre des morts Tibétain, le livre des morts Egyptien, les Evangiles (tous) issus des écrits de la mer morte (j'avais eu la chance d'avoir été en contact avec ceux qui les avaient traduits).

Toujours avec la loi des nombres en tête, j'étais sûr et certain de trouver la baguette magique, d'aller trouver le livre qui allait se démarquer et tout m'apprendre d'un seul coup.

Finalement, j'ai énormément appris intellectuellement et spirituellement parlant, mais ce n'était pas suffisant.

La «baguette magique» n'était toujours pas là!

Il me manquait une chose : après la théorie, il manquait **l'action**.

C'est d'ailleurs ce qui m'a amené à la troisième étape.

Troisième étape : La recherche spirituelle appliquée

Lors de cette troisième étape, à chercher comment appliquer, j'ai suivi absolument TOUS les séminaires et formations que je pouvais trouver.

Développement personnel, ésotérisme, sciences occultes, physique quantique... Absolument tout ce que vous pouvez imaginer. Tout ce qui était spirituel ou pseudo spirituel.

Comme dans les précédentes phases, l'objectif pour moi était de trouver cette fameuse «baguette magique».

Je continuais à garder en tête la «loi des nombres».

Je me disais que, vu le nombre de choses inutiles que je passais en revue, j'aillais forcément trouver la vérité, et donc trouver enfin ce qui fonctionne.

Cela m'a permis de passer par tout un tas de choses! J'ai conservé uniquement 3% de ce qui fonctionnait.

Je suis passé tour à tour, par la fondation Edgard Cayce, la philosophie zen, des groupuscules bouddhistes et des retraites dans un peu tous les endroits du globe, les endroits les plus chargés en énergies.

Je suis également passé par des formes très spécifiques de yoga, la physique quantique, les constellations familiales, l'EFT, le Shiatsu, le Feng Shui, l'ontologie....

J'ai également suivi les enseignements de la kabbale, les études de Joseph Goldsmith, les enseignements de Widick, la marche en silence, la réénergétisation dans les lieux sacrés, mais aussi par des groupes Shintoïstes qui m'ont appris à retransmettre la lumière de l'Univers. C'est ce qui m'a le plus apporté.

Vous aurez compris que c'est ça appliquer la loi des nombres!

C'est tout faire jusqu'à trouver ce qui fonctionne et laisse de côté tout ce qui ne fonctionne pas.

Je vois actuellement les gens que j'accompagne qui sont en train de suivre le parcours que j'ai suivi. Je leur apprends à faire comme moi, à conserver les 3% et à se servir du puzzle que j'ai reconstitué pour eux.

C'EST LÀ que j'ai compris que je devais faire moi-même MA baguette magique.

Il fallait donc réunir le meilleur de chaque enseignement pour en faire quelque chose d'encore plus puissant et c'est exactement ce que j'ai fait.

Vient donc maintenant la quatrième étape.

Quatrième étape : Le lien entre le matériel et le spirituel

Contrairement aux croyances que certains peuvent avoir, les deux aspects matériel et spirituel ne sont pas ennemis. Ils ne sont pas antagonistes, bien au contraire.

Tous ces enseignements dans mon cheminement ont tous été d'une importance capitale. Même ceux qui ne donnaient pas de résultats car cela m'a permis de les laisser de côté, de ne plus perdre de temps avec.

Tous ces enseignements ont été importants et m'ont permis de créer MA baguette magique. Cette fameuse «baguette magique» qui permet, en un coup, de métamorphoser sa vie.

Et cette baguette magique c'est ce que j'appelle «la spiritualité appliquée».
C'est très simple : Lorsque j'ai réalisé mon rêve (rêve de vivre dans un paradis terrestre que j'avais en tête depuis plus de 20 ans) l'Univers m'a donné ma mission.

Alors pourquoi la spiritualité appliquée?

Tout simplement parce que ce sont absolument tous les outils dont a besoin une personne moderne.

Vous savez que je parle de vibrations, et vous savez que je parle très souvent des vibrations qui arrivent sur la planète.

La spiritualité appliquée c'est l'adaptation à la société moderne de la majorité des enseignements spirituels datant de plusieurs millénaires. En effet, à chaque fois que ces enseignements ont été donnés, ils correspondaient à une époque vibratoire. Cela ne veut pas dire qu'ils sont révolus maintenant, il y en a certains qui continuent à avoir un sens. Ils doivent pourtant être «updatés» c'est-à-dire remis au goût du jour. Et c'est exactement ce que mon chemin m'a permis de faire.

Les enseignements datant de plusieurs millénaires n'ont pas été conçus pour le monde actuel où il y a des informations qui circulent en un battement de cil, un battement de cœur.

On est obligés : d'être un bon père, d'être une bonne mère, un enfant bien obéissant, un bon conjoint, un employé modèle, un employeur charismatique, et parfois même jouer plusieurs rôles à la fois avec les personnes, les amis»... Bref on se doit d'être le meilleur du monde.

On a une pression constante, permanente dans nos sociétés actuelles. Et cela n'est pas pour rien! Je vous expliquerai pourquoi c'est voulu, c'est induit, et qu'est-ce ce que ça engendre derrière et comment les esclavagistes s'en servent pour vous garder au ras des pâquerettes vibratoirement.

Tous les enseignements dont je parle, et qui datent de plusieurs millénaires doivent être mis à jour et c'est exactement ce que j'ai fait.

Ça m'a permis de voir le lien entre les recherches scientifiques en physiques quantiques, en neuropsychologie, en neurophysiologie, et les techniques de coaching modernes pour aider efficacement les gens.

La spiritualité appliquée est un condensé de méthodes qui permettent à chacun d'être une personne spirituelle qui réussit dans tous les aspects de notre monde moderne. Cette science va vous permettre d'être dans ce monde, mais plus de ce monde. Et cela est vraiment quelque chose de fantastique qui va faire une véritable différence dans votre vie.

J'ai pu réaliser un rêve, le rêve de ma vie en venant vivre ici dans mon paradis terrestre. Et il n'y a qu'au moment où j'ai réalisé mon rêve que ma mission est arrivée. Et celle-ci est arrivée de manière lancinante et avec quelque chose qui me disait à chaque fois : «enseigne tout ce que tu as appris, enseigne tout ce que tu connais, va aider les autres avec tout ce que tu connais» parce que TOI ça t'a permis de réaliser ton rêve, donc va aider les autres à réaliser le leur.

Et il n'y a qu'à partir de ce moment-là que je suis arrivé dans ce domaine et que j'ai décidé de suivre cette mission d'aider les gens à réaliser leurs rêves et à réussir à atteindre la vie qu'ils veulent.

Ce que j'enseigne n'est pas de la théorie!

C'est grâce à mon expérience que je viens de relater et qui a duré pendant plus de 20 ans et grâce à tout ce que j'ai pu reconstituer comme puzzle que je peux désormais vous enseigner comment avoir la vie que vous voulez.

Pourquoi? Tout simplement parce que c'est exactement ce que j'ai à l'heure actuelle.

<u>Parlons désormais de notre ancêtre commun :</u>

Nous avons tous entendu dire à l'école que l'on descendait du singe. Contrairement à tout ce qui vous a été inculqué c'est une erreur monumentale.

Pourquoi est-ce une erreur monumentale? Tout simplement parce qu'au départ comment notre planète s'est formée? Ou encore notre système solaire?

Au départ, il y a eu ce fameux big bang.

Celui-ci a généré des poussières d'étoiles qui se sont amoncelées pour créer des amas gazeux. Un processus s'est mis en place au fur et à mesure, transformant l'état gazeux de notre planète en eau.

A partir de là s'est produit un autre phénomène, celui de l'amibe cellulaire ou la génération de vie à partir de matériau non vivant.

C'était il y a 3,5 milliards d'années et le premier organisme cellulaire est apparu.

Donc notre ancêtre est le singe oui! Mais avant cela nous venons de cet amibe et encore avant, de l'eau! L'eau constitue 70% de notre corps et cette même eau est impactée par les mots, par nos pensées et également nos émotions.

Cette eau a une mémoire, la mémoire de l'eau qui remonte directement à la création. C'est comme une banque de données qui est là depuis le début et où tout est enregistré. Cette mémoire est vraiment quelque chose d'exceptionnel.

C'est tellement vivant et tellement impactant, que quand vous allez être en vibrations basses, ou quand vous prononcez des mots à basses vibrations, des mots agressifs, etc. Il y a des cristaux qui se forment en fonction de la vibration que vous émettez. Et en fonction de votre état de vibration, ces cristaux vont se modifier.

Plus les vibrations seront basses (peur, colère...) moins les motifs des cristaux vont avoir une forme réelle. Cela donnera des formes gluantes, bizarres.

Plus les vibrations seront hautes (joie, amour, abondance...) plus les cristaux vont devenir complexes et donneront des figures de plus en plus magnifiques.

Votre corps est composé à 70% de cette eau.

Les cristaux que forment cette eau à l'intérieur de vos cellules, de vos neurones (elles-mêmes constituées à 90% d'eau) ça ressemble à quoi?

Est-ce-que ça ressemble à des cristaux magnifiques comme des cristaux de neige qui ont des formes sublimes, ou est-ce que ça ressemble à tout et n'importe quoi comme des formes gluantes et visqueuses?

Posez-vous la question!

L'eau a un impact considérable.

Maintenant, posons-nous la question : «qu'est-ce qui est apparu avant l'eau?»

Le big bang provient d'une source dans l'Univers. Cette source a été identifiée et elle est d'ailleurs la plus petite particule connue à l'heure actuelle : c'est la particule de Planck.

Son existence est était encore hypothétique, mais comme le Boson de Higgs, découvert en 2012, sa mise en évidence vient d'être entérinée par une équipe de scientifiques hongrois. Ils l'appellent la 5è force.

Cette particule a des caractéristiques bien précises :

- Elle est la plus petite connue à ce jour,
- Elle est au cœur des trous noirs,
- Elle vibre aux plus hautes fréquences 2952 Thz et se déplace à 64 fois la vitesse de la lumière

Cette particule est, à ce jour, la source connue de l'Univers.

Donc, nous sommes tous issus de cette source de l'Univers. Nous émanons tous quelque part de cette source de l'Univers, nous sommes un amoncèlement de particules.

Mais qu'est-ce qui nous différencie d'un ordinateur, d'une table ou d'une chaise?

C'est tout simplement un amoncèlement différent de ces fameuses particules, de ces fameux atomes.

Lorsque vous serez en connexion avec cette source, lorsque vous aurez appris à vous connecter à ses vibrations, vous atteindrez précisément tout ce que vous voulez et vous trouverez alors votre mission.

Notre corps entier est en connexion avec cette source, à travers l'eau qui en est son conducteur.

A travers l'eau, vous allez être en relation directe avec les vibrations que vous entretenez.

Il est vraiment capital de le comprendre.

C'est la toute première étape pour aller vous connecter à la source.

Faire attention à ce qui existe dans votre corps, faire attention à votre moyen de communication avec l'Univers (l'eau contenue dans votre corps, dans vos cellules, vos neurones).

Si tout est transformé en «fosse à purin» (si je peux m'exprimer ainsi), il va falloir une force considérable pour dépolluer et nettoyer en profondeur cette centrale électromagnétique qu'est votre corps, pour clarifier cette eau pour pouvoir avoir la connexion.

Parlons maintenant des convictions.

A/ LES CONVICTIONS

Il y a les convictions à détruire, apprendre à reconnaître une conviction limitante, puis casser celle-ci et la remplacer.

1) La conviction à détruire :

Votre mission est enfouie sous des couches d'histoires que vous vous trainez transmises depuis que vous êtes né, des amoncèlements de protéines sur vos brins d'ADN qui vous ont été légués par tous vos ascendants, depuis que vous êtes arrivé sur cette terre.

Dans certaines théories de la réincarnation, il se trouve qu'à un moment donné on peut être nous-mêmes un de nos ascendants. Ce qui veut dire que c'est de cette manière que le karma nait (chez moi le karma n'existe pas, il est juste illustré par ça).

C'est-à-dire qu'étant donné que quelque part, vous êtes un de vos ascendants, vous ramassez, sur vos brins d'ADN, les amas de protéines que vous avez engendrés à une certaine époque. Ce qui veut donc dire, que si vous avez amoncelé des amas de protéines totalement négatifs, vous allez les supporter et pendant longtemps!

Voilà donc l'explication du Karma. Cela n'a rien d'ésotérique du tout, c'est quelque chose de totalement mécanique.

Donc pour en revenir à ce que je disais plus haut, vous êtes arrivé sur cette terre avec des couches léguées par vos ascendants et parfois par vous-même (vous étiez parfois un de vos ascendants), mais également des couches d'excuses, des manières d'agir, des identités...

Tous ces évènements de la vie qui nous font penser que nous sommes une personne mais sans l'être.

Pourquoi ai-je écrit «sans l'être»?

Il y a des gens qui vivent mais qui ne sont pas. Ils passent leur vie comme cela, ils traversent leur vie comme si c'était un mauvais rêve, ou parfois pour certains comme un cauchemar. Comme s'ils étaient spectateurs d'un film sans savoir qu'ils en sont les réalisateurs et ils traversent la vie ainsi, sans saveur, sans passion.

Il va donc falloir travailler pour détruire les convictions profondes, et travailler sur le trio convictions/références internes et conscience de soi.

Tout cela vous a été inculqué par la société, et ce, dès que vous êtes arrivé sur cette terre. Par vos parents, vos professeurs, ... et par tous ceux qui ont eu une autorité sur vous. Parce que, depuis que vous êtes arrivé sur cette terre, vous remettez votre pouvoir à des gens qui ont une autorité sur vous.

Et c'est ce qui fait les conditionnements et les formatages.

«Rien ni personne ne peut avoir autorité sur vous à part vous-même»!

Nous travaillerons dessus. Nous sommes tous conditionnés d'une certaine manière et c'est ainsi que notre cerveau fonctionne. Il est habitué à fonctionner par formatage, par conditionnement.

Il va donc falloir agir en déconditionnant et en déformatant ce que l'on vous a inculqué jusqu'à maintenant et qui, parfois, peut-être néfaste pour vous.

Cela nécessite de rééduquer totalement votre cerveau!

Exemple :

Si vous avez la conviction que la vie ne sert à rien, qu'elle n'a aucun sens, vous ne trouverez jamais votre mission et vous serez totalement bloqué dans votre évolution

Il vous faut donc changer de convictions. Ayez la conviction qu'il y a un sens absolu derrière tout ça. Votre arrivée ici, sur terre, n'est pas due au hasard, le hasard n'existe pas.

Ayez la conviction que vous êtes arrivé ici avec une mission que l'Univers a mise au fond de vous. Et surtout, ayez la conviction que vous allez trouver cette mission.

Vous trouverez votre mission quand vous aurez réalisé votre rêve. C'est de cette manière que l'Univers vous la donnera. Vous avez un rêve au fond de vous, enfoui sous des couches de conditionnements. Ce rêve est enfoui profondément.

Avant l'âge de 7 ans, à quoi rêviez-vous? A cet âge, tout était possible pour vous, mais à chaque fois que vous en parliez à des adultes, on vous répondait : «arrête de rêver» ou toutes sortes de réponses négatives.

On vous a donc fait enfouir tout ça! Il est donc nécessaire de faire resurgir ce rêve et il existe des méthodes pour cela. Ce que je vous enseigne pourra faire resurgir ce rêve enfoui!
Lorsqu'il aura resurgi, cela vous permettra, alors, de trouver votre mission.

2) <u>Reconnaître une conviction limitante :</u>

La première étape du processus de déconstruction est donc de repérer vos convictions limitantes.

Comment les découvrir?

Les convictions limitantes sont souvent au conditionnel et nous savons tous que conditionnel=doutes.

Elles commencent toujours par : «j'**aimerai** bien faire ça, **mais** la vie n'a pas de sens (on veut le faire mais on ne croit pas que l'on peut y parvenir)
Ce n'est **pas** fait pour moi, je **ne** suis pas assez avancé pour le trouver.
J'ai déjà tout **essayé** mais je **n'**ai **jamais** réussi à trouver ma mission»

Si vous n'avez pas la conviction que vous pouvez y arriver, tout sera compliqué pour vous.

Soit je veux, soit je ne veux pas! Je voudrais ne veut strictement rien dire du tout et ne signifie rien. Le conditionnel induit systématiquement le doute.

Vous aurez donc certainement compris qu'il va vous falloir éliminer le conditionnel de votre langage.

Mais ce n'est pas la seule chose qu'il faut éliminer.

Il y a aussi le mais, qui vient toujours après un début de phrase au conditionnel.

MAIS va vous permettre de chercher la croyance limitante, toutes les excuses possibles et imaginables.

Le terme ESSAYER sera également à sortir du langage. Quand on essaye, on ne fait pas et on se limite donc.

Remplacez j'essaye par : je fais tout ce qu'il faut pour...

Réussir nécessite d'avoir une certitude absolue et de sortir de toutes les limitations inculquées depuis des années.

Changez donc le MAIS par ET.

A chaque fois que vous allez vous surprendre à utiliser le mot MAIS, faites le changement avec ET.

Vous parlerez toujours au présent, cela permettra de rééduquer votre cerveau. Ne jamais parler dans le passé, le cerveau adore vous y ramener.
Parler au futur sera à proscrire également! Votre cerveau vous amènera dans un futur hypothétique et vous vous prendrez la tête sur différents scénarii.

3) <u>Casser sa conviction limitante puis la remplacer :</u>

Votre cerveau fonctionne selon des conditionnements. Il est donc essentiel de le déconditionner pour ensuite le conditionner pour le meilleur. C'est vous qui allez faire votre propre auto conditionnement! Personne d'autre que vous ne peut le faire.

Si vous avez la conviction que votre vie ne sert à rien, qu'elle n'a pas de sens, que jamais vous ne trouverez votre mission ... votre cerveau va vous bloquer complètement dans votre évolution. C'est vous-même qui vous bloquez à cause de vos paroles.

Quand vous adopterez la conviction qu'il y a un sens derrière tout ça et que vous en aurez la franche certitude, alors vous trouverez votre mission.

Cela va nécessiter d'aller développer cette certitude absolue. C'est la toute première étape du processus de déconstruction: «repérer vos convictions limitantes».

Une excuse arrive toujours pour justifier d'une inaction.

Mais une conviction c'est quoi?

Une conviction repose sur des piliers (comme une table avec un certain nombre de pieds).

Ces différents piliers on apprend à les identifier.

Ensuite, on scie ou on casse chacun des piliers les uns après les autres. Ainsi la table n'aura plus aucun support. C'est la même chose pour les convictions. Si on leur enlève le support, elles perdent de leur puissance.

Enfin, il faut remplacer la conviction limitante par une nouvelle que vous aurez choisie.

Pourquoi? Sinon votre cerveau, encore une fois, va être soumis au pouvoir d'autres personnes ou de faits extérieurs.

C'est à vous de rééduquer votre cerveau, il n'y a que vous qui puissiez le faire. Si vous ne le faites pas, il y en aura d'autres qui le feront pour vous! La société n'attend que ça, tout comme un tas de personnes dans votre environnement.

Souhaitez-vous remettre le pouvoir à une personne extérieure à vous-même?

B/ LES TROIS ENNEMIS DE VOTRE MISSION

Ce sont ces trois ennemis dont nous allons parler maintenant qui vous empêcheront d'accomplir votre mission. Et ces trois ennemis sont très puissants.

Ils vont chercher, tout au long de votre vie à vous bloquer dans votre changement. Ils souhaitent absolument conserver le statut quo.

Ils ont peur du changement et c'est donc, à vous, de prendre le pouvoir comme je vous le disais précédemment, et leur montrer que vous pouvez le faire et réussir envers et contre tout.

Ennemi n°1 : La société

Toute la société est faite pour vous garder dans les vibrations les plus basses.
Elle veut vous déconnecter de la source, pour vous déconnecter de votre pouvoir, jusqu'à vous priver de toute conscience.

Elle veut vous priver, finalement, de ce qui vous rend humain.

La société est faite pour vous garder à «ras des pâquerettes».

Dans la société, vous devez faire attention à tout.

Le travail va vous voler votre temps, et vous échangerez votre temps pour de l'argent, vous ne serez pas épanoui, vous allez vivoter.

Regardez plutôt : Toutes les grandes villes sont bâties en béton, en verre et en acier. Tout pour nous couper des vibrations. Le rythme de vie nous conditionne également à tout faire en même temps, ce qui donne au final une pression permanente.

Parlons également de la télévision! C'est une horreur!

Cassez tout de suite la vôtre à coup de masse et félicitez-vous en dansant autour la danse de la victoire ☺ Je plaisante bien sûr, ceci dit je vous conseille vivement de vous débarrasser de cet outil de propagande de masse, un outil de gestion des masses qui vous transforme en zombie.

Il est important de noter qu'en 10 ans, les français ont perdu en moyenne 6 points de QI (Quotient intellectuel). (Donc certains ont perdu plus, d'autres moins, c'est une moyenne.)

Tout cela à cause de cet outil de manipulation de masse : la télévision.

La solution : Débarrassez-vous en dès maintenant n'attendez pas!

La nourriture est également un ennemi notoire.

Toute cette nourriture qu'on vous fait absorber et qui prive votre corps de ce qui permet la connexion.

Nous y reviendrons plus tard et vous verrez que nous irons loin dans le sujet.

Cette fameuse nourriture, au lieu de mettre de l'eau claire dans nos cellules et nos neurones va les transformer en fosse à purin. Et à partir de là, vous n'aurez plus la possibilité d'avancer, vous serez toujours «à côté de la plaque».

Ennemi n°2 : Les autres

C'est votre environnement : amis, collègues, famille...

Lorsque vous allez chercher votre mission, et que vous allez la trouver, et que vous appliquerez des solutions pour la mettre en place, cela va forcément entraîner des tensions dans votre environnement immédiat.

C'est une certitude! Il faut que vous en soyez conscient, c'est ainsi que ça fonctionne. C'est illusion de penser que cela peut se passer autrement.

La plupart des gens ont peur du changement, ont peur de passer à l'action, de sortir du système qui les garde en esclavage.

Ils ont surtout peur, lorsqu'ils voient une personne à côté d'eux en train d'évoluer, ils feront alors tout pour la rabaisser. Pour eux, rabaisser est un mécanisme de défense parce qu'ils tiennent à vous.

Ils vous aiment mais d'un amour non pas inconditionnel, mais conditionnel. Ils vous aiment du moment que vous faites telle ou telle chose ou action.

Dès lors qu'ils vont vous voir vous envoler, cela va les gêner, les bousculer à l'intérieur. Ils vont alors chercher à vous récupérer au même niveau qu'eux parce qu'ils n'ont pas envie que vous partiez. Ce sont eux qui vont avoir la peur de l'abandon, ils veulent vous garder pour eux, comme eux.

Ils ne supportent pas le fait que vous vous éleviez. Sachez-le! Votre succès va forcément leur faire peur, mais aussi les rendre jaloux et les renvoyer dans leurs propres frustrations, échecs et manques, dans leurs vibrations les plus basses.

La solution : sachez toujours ce que vous voulez! Tout ce que vous voulez de bon pour vous à partir du moment où c'est bon pour votre évolution. Sachez en permanence tout ce que vous voulez et allez le chercher. Ayez la certitude de trouver votre mission et mettez tout en œuvre pour réussir.

Ennemi n° 3 : Soi-même

Le troisième ennemi, vous l'avez bien lu, c'est vous-même. Je dirai même que vous êtes votre pire ennemi.

La bonne nouvelle c'est que vous pouvez devenir votre meilleur ami, et je dirai même votre meilleur allié.

Le professeur Masaru Emoto s'est rendu compte que l'eau réagissait aux vibrations. Il s'est rendu compte que si vous insultez l'eau, cela entraîne des vibrations néfastes. Les cristaux d'eau seront affreux, gluants comme je vous l'ai d'ailleurs expliqué un peu plus haut.

Par contre, si vous donnez des vibrations d'amour et des intentions d'amour, les cristaux auront des formes complexes et magnifiques. Ils seront chargés des vibrations les plus hautes.

Donc, devenez votre meilleur ami ☺
Félicitez-vous le plus souvent, encouragez-vous afin que les cristaux créés par l'eau contenue dans vos cellules et vos neurones soient de plus en plus magnifiques.

Chez 90% des gens, le dialogue interne est négatif en permanence.

Donc, analysez la façon dont vous vous parlez intérieurement et posez-vous la question : «comment sont mes cristaux?».

La plupart du temps, on n'oserait pas parler à ses ennemis comme on se parle à soi-même.

Pour changer tout ça, félicitez-vous, mettez-vous devant la glace et dites-vous : «je suis le meilleur»! Tapez-vous sur l'épaule.
N'écoutez plus la partie de vous qui vous dit : «on va au mac do, j'ai envie d'un coca», c'est mauvais pour vous, et vous le savez!

Toutes les pizzas, tous les burgers ... tous les tabacs, drogues c'est ce que j'appelle un suicide à petit feu. Ça vous coupe de vos connexions et anéantit tout le travail qui a été accompli.

La société est très forte! Il suffit de donner l'impulsion de départ et ensuite l'être humain est capable de s'auto détruire. Le travail est ainsi facilité. L'alimentation industrielle est néfaste.

****

La plupart des enseignements spirituels datent de centaines voire de milliers d'années. Ils n'ont pas été conçus, je le répète, pour ce monde où les informations circulent en un claquement de doigts.

C'est pour ça que j'ai créé plusieurs cursus pour vous offrir un condensé de méthodes millénaires et surtout issus des dernières recherches scientifiques en neurosciences, en neuropsychologie, en physique quantique pour permettre à chacun d'être une personne à la fois moderne et spirituelle. C'est-à-dire vivre avec son temps. Car notre temps est fabuleux.

Il suffit juste de dresser notre cerveau à voir ce qui est si fantastique autour de nous!

Dans cette époque il y a des choses extraordinaires et il n'a jamais été aussi facile de devenir millionnaire en un temps record. Sur la planète il y a eu en 2017 11% de milliardaires en plus, en France, il y a plus 17% de millionnaires, et pourtant c'est en France, malgré l'environnement qui n'est pas propice pour ça.

Ça veut dire qu'il y a des gens qui sont en train de dresser leur cerveau pour pouvoir atteindre la réussite. Mais ce n'est pas que ça.

En fait, être millionnaire ça ne veut rien dire. Durant mes coachings, je demande aux gens où ils en sont en matière de finances et surtout quel est leur objectif de revenus. Souvent, j'hallucine! Des gens qui ont un revenu moyen veulent d'un seul coup devenir millionnaires. Mais ça sert à quoi d'avoir un million? Pourquoi veulent-ils ce million? Ils ne se rendent pas compte de la marche à franchir pour l'obtenir et restent dans l'illusion de pouvoir devenir millionnaire grâce à un coup de chance. Utopie.

Par contre, en câblant son cerveau, en mettant en place les stratégies adéquates et en passant à l'action, il est tout à fait possible de l'avoir ce million.

Il faut donc lister tout ce que vous voulez et pourquoi vous le voulez! En faisant les réglages adéquats, l'Univers fera le nécessaire pour que vous atteigniez ce que vous voulez.

CHAPITRE 2
COMMENT AVOIR PLUS D'ÉNERGIE QU'À VOS 20 ANS, DORMIR MOINS ET ACCOMPLIR PLUS

Dans ce second chapitre, je vais vous démontrer qu'il est tout à fait possible d'être dans une bien meilleure forme qu'à vos 20 ans. Au cours de la lecture de ce chapitre, vous découvrirez quels sont les principes de base à retenir pour vivre pleinement tous les jours.

Avant de commencer, je vais partager avec vous l'exemple de Ben! Un de mes élèves. C'est une personne qui a fait un effort très important pour rejoindre une de mes formations.

Je l'ai rencontré alors qu'il était au RSA. Ses comptes et ses finances étaient de véritables catastrophes. Ben a suivi scrupuleusement tout ce que je lui ai appris et indiqué. Il a été, certainement, un des élèves les plus assidus. Il passait des heures par jour sur cette formation.

Les résultats : Il s'est vu offrir un poste de direction à l'étranger et son revenu a été multiplié par dix, cinq semaines après avoir débuté le cursus.

La répétition et l'assiduité ont été ses meilleures alliées. Il a suivi mes enseignements sans se poser de questions. Les résultats ont été spectaculaires.

INTRODUCTION

La société, le système, ou encore l'environnement vous incitent à avoir moins d'énergie en vieillissant. On vous inculque également que cela est parfaitement normal d'ailleurs. C'est pourtant totalement faux.

Le responsable du vieillissement, c'est le mode de vie.

La tendance devrait être inversée. Vous devriez être plus jeune à 50-80 ans qu'à vos 20 ans.

Pourquoi? Parce que votre corps est une centrale électro magnétique. Vous devez absolument en prendre conscience. Cette centrale électro magnétique a la capacité de s'auto régénérer en permanence. Toutes les cellules de votre corps sont renouvelées tous les deux ans. Vous avez des centaines de milliard de cellules dans votre corps.

Nous devrions avoir la capacité de vivre pratiquement éternellement.

Pourtant, tous les formatages, les conditionnements que l'on vous a enseignés depuis votre arrivée sur cette terre vous empêchent d'entretenir idéalement votre centrale électromagnétique.

Soyez bien conscients de ce que je viens d'évoquer.

Mais rassurez-vous, nous allons inverser la tendance et pour cela je vais vous détailler les ingrédients nécessaires pour avoir le plus d'énergie possible. Vous apprendrez à prendre soin de vos cellules en leur donnant tout ce qu'il leur faut pour travailler efficacement.

Vous verrez également :

Comment prendre soin de votre mental
Comment reprendre le pouvoir sur vos neurones en donnant à votre mental tout ce qu'il lui faut pour être parfaitement bien, et en toute sérénité.

Ensuite, il faut prendre soin de vos impulsions électro magnétiques, parce que vos émotions dépendent directement des impulsions électriques qui arrivent dans votre système nerveux. Et celles-ci sont directement proportionnelles aux vibrations que vous émettez.

D'où l'importance de vivre en permanence dans les vibrations les plus hautes.

Je vais donc vous expliquer et vous faire découvrir :

- Comment dormir moins et accomplir plus
- Comment avoir encore plus d'énergie qu'à vos 20 ans et vous sentir encore mieux dans votre peau
- Comment déborder totalement et complètement d'énergie.

- Comment étonner votre entourage, vos amis, qui eux vieillissent et sont sur la pente descendante. Vous leur montrerez qu'il est possible d'inverser le processus.

CE QUE VOUS DEVEZ ACCOMPLIR TOUS LES JOURS

Vous devez clarifier l'eau de vos cellules pour que votre centrale électro magnétique puisse fonctionner de manière optimale, se régénérant en permanence.

Voici ce que vous devrez faire quotidiennement :

- Hydratation = boire 1,5 litres d'eau alcaline au PH le plus élevé possible
- Exercices physiques (mouvement)
- Alimentation
- Respiration
- Sommeil

I/ L'ENERGIE PHYSIQUE

A/ L'alimentation :

Les aliments à éliminer drastiquement de votre alimentation :

Certains aliments doivent absolument être bannis de votre alimentation. Pourquoi? Car nous sommes dans des formatages et des conditionnements qui sont faits pour nous garder en esclavage de manière à ce que vous n'ayez aucune possibilité de pouvoir vous élever au niveau vibratoire.
Les aliments suivants feront croupir vos cellules qui contiennent, je vous le rappelle 70% d'eau et vos neurones 90%.

Lorsque vous restez en vibrations les plus basses, votre corps devient de plus en plus acide entrainant alors de nombreuses pathologies : AVC, cancers, diabètes, etc.... Il est donc indispensable de veiller à ce que le PH de votre corps soit le plus alcalin possible.

Si vous vous chargez de produits chimiques : drogues, médicaments, tabac et toutes autres «cochonneries», vous ne pourrez jamais clarifier l'eau de vos cellules et neurones.

Vous supprimerez donc :

- Produits blancs, pain, riz, pâtes, pommes de terre
- Viande rouge, porc, mouton
- Produits laitiers

Les produits blancs n'existent pas dans la nature.

Pour devenir d'un blanc pur, ils sont raffinés avec de l'arsenic (poison puissant). Les industriels raffinent tous ces produits blancs (sucres, farines blanches....).

Quant à la pomme de terre, elle est chargée d'amidon que l'on peut trouver dans d'autres légumes. Car, hormis ceci, c'est un aliment à calories vides, sans intérêt nutritif. Les pâtes sont chargées en sucre ajouté entraînant un pic d'insuline. Et c'est le rôle du pancréas de réguler ça. Sur-sollicité le pancréas est affaibli, fatigué et ne fonctionne plus de manière optimale.

La viande de porc est la viande à la vibration la plus basse.
La viande rouge contribue à polluer la planète à cause des tonnes de méthane rejetées dans l'atmosphère, engendrées par les élevages. De plus les bovins sont chargés d'antibiotiques et d'hormones de synthèse pour que l'animal grossisse le plus vite possible. A l'abattoir, au moment de l'abattage, des matières fécales et de l'urine se mélangent à la viande!

Les produits laitiers de vache sont également à proscrire totalement. Ils contiennent beaucoup trop de lactose et il faut savoir que le corps humain n'est pas fait pour supporter le lactose. Votre système digestif sera alors surchargé de manière anormale et cela demandera alors une énergie considérable pour évacuer tout ça.

B/ Les aliments qui remplaceront tous ceux qu'il faut éradiquer :

Il est indispensable d'avoir une alimentation alcaline au maximum. C'est à dire des aliments qui ont un PH supérieur à 7. Vous pourrez, si vous le souhaitez mesurer le pH de votre corps en achetant de petites languettes en pharmacie.

L'alimentation alcaline passera idéalement par la consommation de :

- Légumes verts, légumes frais, brocolis ....
- Des fruits frais (dits vivants). L'idéal étant de pouvoir les ramasser à même l'arbre
- Riz complet, riz noir (vrai riz complet)
- Si vous êtes accroc au pain et que vous ne pouvez nullement vous en passer vous pourrez consommer du pain noir à base de farine de sarrasin
- Boulgour, millet, sarrasin
- Volailles bio, poulet bio, œufs bio, tofu nature, yaourts et fromages à base de lait de chèvre ou de brebis
- Epices alcalines

- Consommer de l'huile à chaque repas (cela facilite l'interconnexion neuronale). Vous choisirez des huiles bio vierges de première pression à froid (huile d'olive, huile de lin, huile d'avocat, huile de Krill (petites crevettes microscopiques que mangent les baleines, Udo Choice (cette huile est la meilleure en termes d'équilibre Omega 3 et 6). Vous pourrez en mettre dans chacune de vos assiettes. Vous pourrez aussi consommer de l'huile de coco bio (tout ce que contient la coco est exceptionnel). La coco pousse toute seule, elle n'a pas besoin d'engrais, de pesticides et pourtant elle fait l'objet de campagnes contradictoires.

La coco j'en ai partout sur mon île. Les Iles Cook sont composées de 15 îles. 4000 km séparent celles les plus au Sud et celles les plus au Nord. Il n'y a pas d'hôpitaux. Il existe juste de petits dispensaires.

Dès qu'une personne a un souci de santé nécessitant une perfusion, la perfusion médicamenteuse est remplacée par de l'eau de coco. L'eau de coco a un PH de 7,2 qui est très proche de celui du sang. C'est donc un élément santé qui permet de soigner les pensionnaires.

La noix de coco est vraiment hyper puissante.

Avec la coco vous pouvez tout faire : farine de coco pour faire du pain, sucre de coco, chair de coco, huile de coco, eau de coco, crème de coco pour remplacer la crème fraîche, lait de coco.

C/ Les rituels à faire tous les matins :

Dès que vous vous levez le matin, à jeun, voici ce que vous allez faire :

- un citron bio pressé
- mélangé à deux cuillères à soupe d'huile de coco (magasins bio vierge première pression à froid). L'huile de coco doit être liquéfiée. Si elle a durci à cause de la température inférieure à vingt-cinq degrés, vous pourrez mettre votre bocal sur un radiateur ou sous l'eau chaude, ou encore au bain marie.

Le citron est un aliment acide, mais il se produit un processus chimique lorsqu'il arrive dans l'estomac. Il augmente le PH à l'intérieur du corps.

L'huile de coco va directement purifier le pancréas qui en a bien besoin.

Certains de mes élèves rajoutent de l'eau chaude dans la boisson.

Une fois que vous avez bu ce breuvage, continuez avec, nous le verrons plus loin, une méditation spécifique, des mouvements spécifiques, des respirations spécifiques puis passez ensuite à votre routine quotidienne en prenant un petit déjeuner à base des produits que je vous ai énoncés auparavant. Buvez du thé vert en remplacement du café (trop acide).
Sucrez votre thé avec du miel bio ou encore du sucre de coco que vous trouverez en magasins bio.

Le matin, vous prendrez également du jus de noni et de l'aloe vera (soit pur jus ou en gel). Buvez-les de manière espacée.

En prenant ces ingrédients, votre machine (votre centrale électro magnétique) va d'un seul coup se remettre à fonctionner normalement.

Si vous souhaitez boire des jus de fruits, pressez-vous même vos fruits et bannissez surtout les soi-disant purs jus du commerce souvent fabriqués à base de purée de fruits industrielles.

Si vous souhaitez faire de la pâtisserie, vous pouvez!!!!!

- Farine de coco
- Farine de millet
- Farine de châtaigne

- Farine de sarrasin
- Farine de quinoa

Si vous ne trouvez pas de bons légumes par chez vous, allez les prendre en magasin bio!

II - L'ENERGIE MENTALE

Tous les jours, effectuez une activité bien-être. Tout ce que vous voulez tant que ça vous fait un réel plaisir (chant, danse, musique baroque ou classique, rire ...).

C'est CAPITAL! Prenez cet engagement envers vous-même.

Toutes les musiques qui vous entraîneront dans des vibrations élevées (évitez celles très fortes en basses).

Marchez, cherchez à prendre vingt minutes de soleil par jour lorsque c'est possible.
Lecture, peinture, yoga, dessins
danse, chant, faire quelque chose de ses mains comme la poterie, la couture...

Tout cela est excellent pour le mental.

Et surtout, pensez à vous «aider vous-même avant d'aider les autres»

III - L'ENERGIE EMOTIONNELLE

Les émotions sont des impulsions électriques qui arrivent dans votre système nerveux central.
Ces impulsions sont induites par des sources soit internes soit externes.
Une bonne nouvelle dans votre journée vous mènera vers les vibrations les plus hautes.
L'inverse se produit également.

Alors comment savoir comment faire pour avoir des impulsions électriques qui vous amènent dans les vibrations hautes?

- Méditation
- Gratitude

Nous sommes dans des sociétés ou il n'y a plus aucune gratitude, mais plutôt de l'ingratitude ou les gens pensent que tout leur est dû, tels des assistés.
Il est indispensable de casser ces schémas et aller chercher à remercier chaque jour, au moins 5 choses qui vous sont arrivées dans la journée et pour lesquelles vous pouvez remercier.

C'est de cette manière que vous pourrez améliorer votre énergie émotionnelle.

Vous devez, chaque jour travailler et satisfaire ces 3 énergies.

- Energie physiologique : alimentation, hydratation (boire de l'eau à PH élevé supérieur à 7,5, mise en mouvement (aérobie qui élimine la surcharge de graisse). L'aérobie travaille en profondeur sur vos muscles
- Energie mentale
- Energie émotionnelle

L'aérobie permet de dégager de la graisse. Pendant une séance on doit avoir la capacité de parler sans se sentir essoufflé.

Au contraire, l'anaérobie (cardio) va obliger le corps à puiser dans le glucose et donc surcharger le foie. Le foie va se fatiguer à la longue et cela va entraîner des dysfonctionnements et souvent une prise de poids car le foie métabolise la graisse dans l'organisme.

Pour toutes celles et ceux qui souhaitent éliminer du poids, je dirai : «arrêtez de vous prendre la tête». Car lorsque vous mettez le mental en surchauffe, cela nécessite un apport supplémentaire de glucose au cerveau et impacte directement le foie.

Chaque jour, prenez soin de vos énergies physiologiques, émotionnelles et mentales.

De la même façon que vous prenez au moins une douche par jour et que vous vous brossez les dents pour maintenir une hygiène parfaite..

Vous devez vous sentir propre de l'intérieur.

Le problème rencontré, c'est que beaucoup de personnes, voire la majorité compte sur la motivation pour faire quelque chose. Et la motivation, sachez que ça ne fonctionne pas. Elle va juste permettre de passer à l'action à court terme mais pas sur le long terme.

Une fois que vous aurez pris l'habitude et pris le pouvoir sur votre cerveau, vous n'aurez plus besoin de motivation. Quand vous aurez fait les choses encore et encore, vous ferez les choses sans même avoir à y penser, de manière automatique.

Si vous vous remettez à manger les mauvais aliments, de manière sordide, vous vous sentirez mal immédiatement.

Le plus simple sera alors de tenir une check-list pour suivre exactement ce que vous allez faire au quotidien et remplir chaque jour cette même check-list à minimum quatre-vingt pour cent.

RECAPITULATIF DE CE QUE VOUS DEVEZ ACCOMPLIR CHAQUE MATIN

- un jus de citron bio pressé mélangé à deux cuillères à soupe d'huile de coco bio liquéfiée

Ces deux éléments sont à prendre ensemble le matin à jeun, ensuite jus de noni et aloe-vera.

- Plusieurs respirations abdominales profondes

- une méditation spécifique telle que celles que j'enseigne, et ensuite mouvements en aérobie pour se mettre en forme et en haute énergie

- Petit déjeuner : fruits, légumes et tous aliments alcalins

- Boire un litre et demi d'eau alcaline à PH supérieur à 7,5 tout au long de la journée

Lorsque vous aurez suivi et mis en place ce rituel matinal votre vie va ressembler à autre chose.

MEDITATION DU TUBE PRANIQUE

Elle va aligner vos chakras, vous ajuster et ajuster tous vos chakras aux vibrations de l'Univers et aux vibrations de la source. Cette méditation est à faire dès le matin après avoir pris votre citron/huile de coco, noni, aloe-vera.

Pratique de cette méditation :

- le dos bien droit
- Assis sur votre chaise, les paumes des mains en l'air posées sur vos genoux
- Fermez les yeux en prenant des respirations
- Se mettre en état de relaxation et de méditation
- Fermez les yeux. Vous allez apercevoir une lumière qui provient de la source de l'Univers et qui gravite tout autour de vous, sur vous et à l'intérieur de vous
- Elle purifie tout sur son passage et elle va ensuite se loger jusqu'au centre de la terre.
- Du centre de la terre, elle remonte, chargée d'énergie magnétique
- Elle va énergiser absolument tous les chakras en partant du premier jusqu'au septième et purifier tout ce qui se trouve sur son passage pour retourner à la source de l'Univers

Vous ferez descendre et monter cette lumière plusieurs fois.

A chaque montée, vous allez monter de plus en plus haut jusqu'à la source de l'Univers.
Ce rayon provient de la source de l'Univers et il va s'ancrer profondément au centre de la terre.

Vous serez alors connecté et aligné pour toute la journée.

Une fois que ce rituel est fait vous allez imaginer un tube de deux mètres de diamètre qui descend tout autour de vous.
Ce tube suit exactement le même mouvement de rayon de lumière pure. Ce tube sort de la source de l'Univers et descend au centre de la terre.
Il vous enveloppe complètement.

Dans ce tube, vous allez imaginer une douche de lumière pure et dorée. Magnifique.

Elle passe autour de vous, en vous et nettoie tout sur son passage.

En commençant votre journée en faisant tout cela, vous aurez une énergie considérable.

C'est une méditation hyper puissante.

Ensuite, vous allez vous mettre en haute énergie et en aérobie avec des mouvements bien spécifiques.

A FAIRE CHAQUE SOIR :

Remplissez un carnet de gratitude.

Réfléchissez à tout ce qui s'est produit dans votre journée et pendant 5 à 10 minutes vous allez vous concentrer et noter ce pourquoi vous pouvez remercier l'Univers. Pour tout ce qui vous est arrivé de bien dans votre journée.

Quels que soient les challenges de la journée, vous êtes en vie donc vous avez déjà quelque chose à remercier.

Je tiens à revenir sur un point que j'ai évoqué précédemment.

La majorité des enseignements de développement personnel, spirituels, datent de plusieurs dizaines, centaines voire de milliers d'années.

Ils n'ont pas été conçus pour le monde tel qu'on le connait aujourd'hui.

On a dix mille fois plus d'informations à gérer que nos ancêtres, que nos grands-parents.

Nous devons, dans cette société, et c'est comme cela que l'on nous a formatés, être les meilleurs du monde.

Enfin, le dernier point, c'est le sommeil.

Afin que vos cellules se régénèrent et réparent les organes internes, vous avez besoin d'un sommeil de qualité.

Or, avec toutes les sources de pollution auditive et lumineuse rencontrées dans les villes, il de plus en plus difficile d'obtenir un sommeil de qualité.
C'est pourquoi un grand nombre de personnes se réveillent le matin encore plus fatiguées que lorsqu'elles se sont couchées.

Leur organisme est surchargé de graisses et sucres industriels rajoutés et leur sommeil n'étant pas d'une qualité optimale, leurs cellules connaissent une surcharge de travail engendrant une fatigue supplémentaire.

Il est pourtant simple d'obtenir un sommeil de qualité en suivant ces quelques principes de base :

- Allez vous coucher trois heures après votre dernier repas

- Evitez une trop grande concentration du cerveau, comme travailler sur ordinateur ou jeux vidéo.
- Mettez des plugs pour oreilles (style boules Quiès)
- Mettez un masque occultant sur vos yeux du style de ceux que vous donnent les compagnies aériennes pour les vols long-courrier
- Et remplissez votre carnet de gratitude juste avant d'aller dormir.

Si vous voulez aller plus loin, la conversation continue sur internet ! Je vous offre la méthode : « Comment avoir plus d'énergie qu'à vos 20 ans, dormir moins et accomplir plus » :

academieaime.com/livre/energie

CHAPITRE 3
COMMENT TROUVER LA MAGIE DANS VOTRE COUPLE ET UN CERCLE SOCIAL INSPIRANT

Maintenant que vous avez compris les actions à réaliser quotidiennement pour avoir plus d'énergie qu'à vos 20 ans, dormir moins et accomplir beaucoup plus de choses, je vais aborder un tout nouveau thème.

«Comment trouver la magie dans votre couple, et un cercle social inspirant».

LES SECRETS RELATIONNELS :

Nous allons voir les secrets relationnels et les actions à réaliser chaque jour pour avoir des relations magiques dans votre couple. Suivez attentivement ce chapitre et appliquez simplement pas à pas tout ce que je vais vous dire.

Vous savez que les chirurgiens utilisent des check-lists pour ouvrir des cerveaux et pour pouvoir opérer? Alors pourquoi ne pas se servir de cet outil pour transformer votre vie? C'est exactement ce que nous allons voir.

- Comment avoir une vision de couple puissante?
- Comment attirer, le ou la partenaire idéale et partager des moments intenses dans la vie?
- Comment développer votre cercle social et atteindre des personnes qui semblent pourtant inaccessibles?

Lorsque deux personnes sont ensembles, elles créent une nouvelle entité appelée couple.

C'est exactement l'addition 1 + 1 = 3

- La partie masculine
- La partie féminine
- L'entité couple

Bien souvent, nous ne prenons pas le temps de définir la liste des valeurs de cette entité couple. Et c'est bel et bien cela qui entraîne des conflits dans un couple.

Il est donc capital de ne pas être avec une personne par défaut ou encore dans une relation «mieux que rien». Il faut véritablement choisir votre partenaire.

Choisir son ou sa partenaire nécessite, en amont, d'avoir défini exactement la personne que vous souhaitez voir arriver dans votre vie.

Bien souvent, les couples ne se sont jamais posés pour parler ensemble de leurs objectifs, de ce qu'ils veulent vraiment accomplir dans leur vie, et cela dans tous les domaines de leur vie.

A savoir, le domaine professionnel, financier, relationnel, les loisirs, le côté spirituel, l'aspect social.

Il faut tout simplement savoir qu'une entité, qu'elle soit une personne, une entreprise ou encore un couple n'a que deux choix :

- Croître et se développer
- Décliner et périr

Vous savez que dans l'Univers la stagnation n'existe pas. Soit on avance, soit on recule, mais la stagnation n'existe pas. A vous de choisir le chemin que vous voulez vraiment pour votre couple. Il y a des choses à faire pour ça. Cela va nécessiter de vous poser tous les deux :

- Posez-vous avec son votre partenaire
- Déterminez quelles sont les valeurs de chaque individu (famille, travail, liberté...). Réfléchissez également au féminin et au masculin
- Quelles sont les valeurs que vous voulez défendre au niveau des amis,
- Quelles sont les valeurs de votre couple? Qu'est-ce-que vous voulez vivre ensemble? Ce que vous souhaitez réaliser?
- Quels sont vos objectifs personnels dans les 6 domaines de votre vie
- Quels sont vos objectifs précis pour cette année?
- Quels sont vos objectifs en tant que couple? en tant qu'entité couple?

Créez-vous une vision commune. C'est indispensable!

Vous allez pouvoir lister tous les objectifs communs dans les six domaines que j'ai évoqués.

Vous pourrez parler de vous et de votre couple, c'est important afin de vous assurer une congruence globale et de faire de cette entité couple quelque chose qui vibre à haute fréquence, au-dessus de la ligne rouge vibratoire.

Découvrons maintenant le principe des polarités. Mais avant je dois vous transmettre un message très important.

Gardez bien l'esprit ouvert car ce dont nous allons parler peut-être très dérangeant.

Il existe dans l'Univers deux polarités :

- Polarité féminine
- Polarité masculine

Ceci est valable dans tout le monde animal.

Avant, à l'époque de Neandertal, les hommes étaient des chasseurs, les femmes étaient des cueilleuses. La mémoire de cette époque est toujours présente au sein de notre ADN.

L'homme de Neandertal a été présent pendant des centaines de milliers d'années.

Normalement, les hommes et les femmes devraient avoir des activités différentes en respectant les polarités.

Dans les cultures occidentales, nous sommes poussés dans des directions opposées à la nature, entraînant des dysfonctionnements.

Aujourd'hui, il est courant de voir :

- Des hommes être dans la polarité féminine
- Des femmes être dans la polarité masculine

Chacun doit revenir dans sa polarité.

L'homme devait chasser pour manger (subsistance de la famille, sécurité matérielle). La femme, quant à elle, devait pouvoir aller chercher du bien être pour sa famille (sécurité émotionnelle).

Dans notre monde moderne, tout est fait pour que l'on soit dans des polarités inversées. Cela entraine des dysfonctionnements majeurs au sein de la famille et de son environnement, et dans les relations de couples.

Certains hommes restent au foyer pour s'occuper des enfants. Ce n'est pas dans leurs polarités. On aura des hommes qui s'occuperont des enfants et du foyer, et au contraire, à l'inverse, des femmes qui auront une polarité masculine et qui iront à la chasse au matériel, endossant ainsi le rôle d'un homme, en jouant le rôle du cowboy comme dans les westerns.

Attention!!! Je ne suis pas en train de dire qu'un homme ne doit pas aider dans les tâches ménagères, ni même qu'une femme ne doit pas avoir d'activités.

Mais il faut que chacun revienne dans sa propre polarité.

Cela se reflète dans les relations intimes :

- Une femme ne sera jamais attirée par un homme soumis, une lavette qui ne donne pas confiance (sécurité matérielle...)
- Un homme ne sera pas attiré par une femme qui veut prendre le pouvoir sur lui et qui veut jouer les gros bras

Il faut se réapproprier sa propre essence sexuelle, sa polarité naturelle.

Plus la polarité sexuelle de deux personnes seront marquées, plus il y aura attirance dans la relation.

LES DIFFERENCES FONDEMENTALES ENTRE LE FEMININ ET LE MASCULIN

DIFFÉRENCES FONDAMENTALES ENTRE LES ÉNERGIES SEXUELLES

Féminin	Masculin
Vide	Remplit
Veut vivre d'amour	Veut vivre la liberté
Veut magnifier les choses	Veut relativiser les chose
Veut être comprise	Veut être apprécié
Veut être possédée	Veut la liberté
Stimulée par les compliments	Stimulé par les défis
Recueille – amasse	Se débarrasse
Tempête de lumière	Tempête d'énergie
S'accroche	Laisse filer
Se souvient de tout	Oublie

Restez dans votre polarité, développez-la.

Une phrase à retenir : «Restez dans vos polarités et développez-les à fond».

Vous verrez, qu'en suivant ce conseil plein de bon sens, d'un seul coup, les relations de couple prendront une toute autre dimension.

TROUVER OU RETROUVER LA MAGIE DANS VOTRE COUPLE

Où en êtes-vous dans la relation que vous vivez à l'heure actuelle?

Au début? A la fin de votre relation?

Au début d'une relation tout est beau, tout est magnifique. Le moindre défaut en est même mignon.
Quand votre partenaire vous demande de sortir les poubelles, vous le faites presque en chantant ☺

Lorsque vous entrez dans une relation de couple, au départ, les deux partenaires sont au même niveau vibratoire. Vous avez tellement envie que ça fonctionne que vos neurones vont se câbler sur tout ce qui est extraordinaire, tout ce qui est magnifique. Tous les détails sont magnifiés, ce qui veut dire que vous n'êtes plus capable d'avoir votre discernement. En effet, tous vos neurones vont être câblées sur tout ce qui va être magnifique, sur comment ça peut être encore plus génial.

Ce qui est très bien d'ailleurs, fabuleux même.

Mais, au bout d'un moment, tout ceci va finir par s'émousser et tous ces défauts que vous ne voyiez pas au départ vont devenir proéminents. Le temps va naturellement dégrader les choses.

Au début, pour sortir les poubelles vous chantiez presque ☺ A présent, quand votre conjoint ou votre conjointe vous demande de sortir les poubelles la réponse sera : «non je ne suis pas ton chien».

C'est le commencement de la fin.

C'est aussi tout cela, cette perte d'attention qui entraîne des pertes vibratoires.

L'attitude, c'est comme un bâillement, ça se propage.

En retrouvant son attitude de départ, cette attitude magique, vous réinjecterez du renouveau dans votre relation.

Vous êtes conscient des défauts de votre partenaire, de sa vraie personnalité.

Vous connaissez toutes ses qualités, ses défauts à tous les niveaux (physiques, psychiques, spirituel…). Vous avez fait le tour de la personnalité de votre conjoint.

Vous avez maintenant une vision globale de cette personne.

A partir de maintenant, vous allez pouvoir retrouver la magie du départ, retrouver les qualités qui vous ont fasciné chez cette personne.

Vos anciennes synapses vont se remettre à travailler.

Votre cerveau va vous ramener dans les premiers moments de la relation. Il faut donc mettre le focus sur les qualités de votre partenaire.

Faites-en un jeu, c'est vraiment quelque chose de fantastique qui pourra vous permettre de retrouver un nouveau souffle dans votre relation. Vous allez pouvoir réinjecter du renouveau et peut-être que votre partenaire pourrait bien vous surprendre.

CONSEILS :

Dans une relation avec deux partenaires ayant des polarités bien marquées il faut :

- Le sexe : tellement galvaudé dans nos sociétés, passé sous silence, tellement occulté, diabolisé… C'est l'ingrédient qui va permettre aux deux partenaires d'augmenter leurs vibrations

Le sexe est hyper puissant au niveau vibratoire, et lorsque l'acte sexuel est fait dans de bonnes vibrations, au moment de l'orgasme, vous allez pouvoir vous connecter à la source de l'Univers et c'est vraiment le moyen le plus direct pour y arriver.
Je vous conseille un livre qui s'intitule : «365 jours de sexe» de Linda-Lou Paget.

- Des petits gestes au quotidien sont à faire pour renouveler la relation : un bisou quand vous partez au travail, quand vous rentrez du travail le soir, faites comme si vous aviez été séparés depuis plus d'un mois.
- Retrouvez «les lunettes roses» du début de votre relation

ATTIRER LE OU LA PARTENAIRE IDEALE

Comme vous l'avez appris au Catéchisme, et pour ceux qui auront lu les Evangiles, (hé oui, les conditionnements judéo-chrétiens dans les pays latins !) il est dit dans le nouveau testament :

«Demandez et vous recevrez ; Cherchez et vous trouverez ; Frappez et l'on vous ouvrira ; Car celui qui demande reçoit ; Celui qui cherche trouve ; Et l'on ouvre à celui qui frappe»

Mais le challenge, c'est que la majorité des gens demande ce qu'ils ne veulent pas, ou ne sont pas assez précis. Même les personnes qui ont une certaine expérience dans le développement personnel et qui définissent des objectifs précis en euros etc. ... oublient, lorsqu'il s'agit de demander le partenaire idéal.

Alors, il y a plusieurs choses à faire pour pouvoir l'attirer dans votre vie.

La première chose va être de dresser un portrait-robot de cette personne..

<u>Faire un portrait-robot :</u>

- Quel(le) est le ou la partenaire que vous recherchez
- Quelles sont ses qualités (physiques, morales, intellectuelles ....)
- Quels sont ses talents
- Quels sont ses défauts. Quels défauts seriez-vous prêt(e) à supporter?

Dressez un portrait-robot complet de la personne en question.

- Qu'est-ce-que vous voulez vivre comme relation?

- Que souhaitez-vous partager avec cette personne?
- Qu'est-ce-que vous voulez lui apporter?
- Que voulez-vous que cette personne vous apporte?

Détaillez au maximum ce que vous voulez.

Je vous donne un tuyau : Allez sur Google image et cherchez l'image qui représente votre partenaire idéal(e), au niveau physique. Prenez un logiciel de retouche ou de transformation d'image style Photoshop de manière à pouvoir flouter la silhouette afin de ne pas mettre le focus sur une personne en particulier. En effet, le plus important cela va être les qualités que cette personne revêt.

Une fois que vous avez flouté cette silhouette (floutez là en blanc pour pouvoir écrire à l'intérieur de la silhouette). Vous pourrez ainsi faire un tirage sur un format A4 et vous pourrez imprimer cette silhouette.

Vous prendrez un cahier, et vous passerez en revue toutes les qualités que vous voulez voir chez cette personne.

Aussi, tout ce que vous voulez partager avec elle, tout ce que vous voulez que cette personne vous apporte et tout ce que j'ai évoqué précédemment dans la section «Faire un portrait-robot».

Vous ferez donc un checkup complet de ses qualités. Pour se faire, vous allez les écrire dans cette fameuse silhouette. Alors oui, il peut y en avoir des pages! Quand vous allez vous concentrer, il est important de faire le tour complet de ce que vous voulez trouver chez votre partenaire, de le préciser et de le spécifier. Et ensuite, vous allez condenser tout ceci en un seul mot, et vous ajouterez alors des mots dans cette silhouette.

Cela va vous permettre d'apprendre par cœur tous ces mots là et de pouvoir visualiser cette personne lors de vos méditations.

Ceci va vraiment être d'une importance capitale pour l'attirer rapidement dans votre vie.

Il y a une autre question à vous poser et celle-ci est essentielle aussi, c'est : à l'heure actuelle où j'en suis dans ma vie, ce que je suis aujourd'hui, est-ce-que j'ai la capacité oui ou non d'attirer ce type de personne?

Deux réponses possibles :

- Soit c'est un OUI et tout va bien, continuez à visualiser dans vos méditations le plus souvent possible. Vous attirerez rapidement la personne idéale dans votre vie

- Soit la réponse est NON et à ce moment-là cela va nécessiter de faire des efforts conséquents pour pouvoir justement être au niveau auquel vous pensez que vous pouvez attirer ce type de personne. Lorsque ce sera fait, vous allez pouvoir continuer à visualiser ce partenaire idéal lors de vos méditations.

Et ensuite, cela nécessite, et vous le savez, à chaque fois et systématiquement de mettre en place une action, quelle qu'elle soit. Il n'y a pas de petite action. A partir du moment où vous avez pris une décision, cela va simplement nécessiter de passer à l'action.

Donc, vous allez vous poser la question : «où puis-je potentiellement rencontrer ce type de personne que je viens de déterminer»?

Et vous allez lister tous les endroits dans lesquels vous pensez pouvoir rencontrer cette personne.

A partir de ce moment-là, vous allez passer à l'action et vous rendre dans ces endroits-là.

Et croyez-moi, dès que vous aurez défini tout ce que je vous ai dit, quand vous serez passé à l'action, et déterminé exactement les endroits où vous pouvez rencontrer cette personne, tout se fera très rapidement. A partir du moment où vous aurez mis cette personne dans vos méditations quotidiennes, vous attirerez alors celle-ci dans votre vie.

C'est ce que je vous souhaite vraiment.

Travaillez à fond là-dessus parce que ça vous changera la vie de rencontrer votre partenaire idéal(e) qui sera d'ailleurs au même niveau vibratoire que vous.

Lorsque vous allez augmenter vos vibrations, surtout soyez bien vigilent sur le fait que votre partenaire soit exactement dans la même mouvance que vous. C'est-à-dire qu'il ou elle augmente ses vibrations en même temps que vous.

Et soyez vigilent aussi sur tout dévissage vibratoire de votre partenaire ou de vous-même. Sachez déceler le moment où cela dévisse, switchez cela et remontez ensemble vos vibrations.

COMMENT RENTRER EN CONTACT AVEC DES PERSONNES INACCESSIBLES?

Lors du développement d'une entreprise, il arrive que vous deviez :

- Rencontrer des personnes qui semblent inaccessibles (un seul partenariat avec une de ces personnes peut totalement changer votre vie)
- Trouver des personnes clés pour votre développement

A chaque fois que vous voudrez rencontrer une personne, la méthode restera strictement la même que celle que j'ai évoquée plus haut.

Cela nécessitera de vous poser et de réfléchir à toutes les qualités que vous souhaitez voir chez cette personne (ce partenaire d'affaires que vous recherchez).

Ce contact, qui peut vous aider dans le cadre de votre entreprise.

Cherchez exactement les qualités que vous recherchez chez cette personne-là. Notez également les défauts que vous êtes capable de supporter chez cette personne. Mais aussi, ce qu'elle peut vous apporter au niveau des affaires et ce que vous voulez, vous, lui apporter également (cela va dans les deux sens).

Une fois que vous avez déterminé ça, comme je l'ai expliqué précédemment, vous allez pouvoir noter exactement tout ce que vous voulez voir chez cette personne.

Plus votre vision sera précise, plus ce sera spécifique, et plus vous aurez le pouvoir d'attirer ce type de personne dans votre vie. Cette personne pourra vous aider à développer vos affaires.

Il va y avoir deux cas de figures pour rencontrer une personne existante :

- Chaque semaine vous ferez la liste des personnes que vous souhaitez rencontrer
- Vous déterminerez un objectif pour chacune d'elle : boire un thé, développer une relation professionnelle ...
- Vous identifierez une manière d'obtenir leur attention qui soit différente de la masse (les emails ne fonctionnent plus)
- Ou bien vous identifierez une personne clé de votre entourage qui peut vous mettre en relation avec

Sur terre, nous sommes tous connectés au 6ème degré. Ce qui signifie que vous connaissez une personne, qui connait une autre personne etc... fois 6 et qui peut vous connecter à la personne que vous recherchez.

Dans beaucoup de cas, c'est beaucoup moins que le 6ème degré. En fait, on tourne le plus souvent autour de 3 ou 4.

Ensuite, visualisez cette personne durant vos méditations. Visualisez-la avec ses qualités, ce qu'elle vous apporte et ce que vous pouvez lui apporter. Et bien entendu, tenez compte des défauts que vous êtes prêt(e) à supporter.

TROUVER UNE PERSONNE DONT VOUS AVEZ BESOIN

Si vous devez remplir un poste stratégique dans votre entreprise, voici la solution :

- Faites un portrait-robot de la personne dont vous avez besoin (talents, qualités, défauts …)
- Détaillez le plus possible ce que vous voulez
- Visualisez cette personne lors de vos méditations

LA CONSTANCE EST LA CLE ☺

Maintenant que vous avez compris comment entrer en relation avec des personnes inaccessibles, nous allons voir comment entrer vraiment en relation avec elles.

Pour cela il y a des règles de communication à respecter.

Ces règles-là sont un peu un passeport de la communication. Cela va vous permettre de rentrer en contact avec n'importe qui (à condition qu'elles correspondent parfaitement au portrait-robot que vous en aurez fait).

Je vous apprendrai à analyser si cette relation d'affaire est la bonne ou non.

Mais comment entrer en contact?
Comment ouvrir la communication avec cette personne?

Les 12 règles (points) de la communication à suivre :

1) Souriez, ayez un visage rayonnant
2) Écoutez cette personne
3) Encouragez cette personne à parler d'elle-même
4) Évitez de critiquer, condamner ou de vous plaindre (c'est d'ailleurs à appliquer en permanence dans votre vie)
5) Mentionnez vos propres erreurs avant de corriger les siennes. C'est de l'honnêteté
6) Posez des questions plutôt que de donner des ordres (suggérez en fait)

7) Laissez votre interlocuteur sauver la face. Laissez-lui une porte de sortie. Il ou elle se souviendra de vous comme d'une personne empathique. Ne pas le laisser être mal à l'aise

8) Louez le moindre progrès et louez tous progrès. Mettre le focus sur les progrès

9) Soyez chaleureux (se) dans vos encouragements et généreux (se) dans vos éloges. Attention cependant de veiller à le faire avec sincérité.

10) Donner à votre interlocuteur une belle réputation à mériter. C'est valable d'ailleurs pour tout (conjoint, enfants ...). Exemple : un professeur qui ne cesse de matraquer un élève psychologiquement => tu es un cancre, un mauvais élève, tu n'arriveras jamais à rien, tu seras éboueur ... Toutes ces paroles entraineront l'enfant à se conformer à ce qu'on pense de lui

11) Faites-en sorte que l'erreur semble facile à corriger. N'en faites pas toute une montagne mais plutôt une souris

12) Rendez les gens heureux de faire ce que vous suggérez

En suivant ces 12 règles très simples dans vos communications, elles vont complètement s'améliorer tout comme vos entrées en contact.

Nous allons maintenant parler des besoins humains essentiels.

Ils sont au nombre de 6.

Notre vie est guidée par ces 6 besoins essentiels. A partir du moment où vous mettez toute votre énergie à combler ces besoins, vous n'aurez plus jamais de problèmes d'argent ou de management dans une équipe.

Chaque personne manifeste ces 6 besoins:

1) Besoin de sécurité
2) Besoin de variété
3) Besoin d'importance
4) Besoin de connexion
5) Besoin d'évolution
6) Besoin de contribution

Lorsque vous comblez un de ces trois besoins chez une personne, elle devient alors complètement «addict» à vous.

EXPLICATIONS

1) Besoin de sécurité (certitude) : Un Big Mac est le même partout dans le monde. C'est rassurant. Vous savez ce que vous achetez

(même si vous connaissez mon point de vue sur cette malbouffe transformée)

2) Besoin de variété : cela va permettre de conserver un intérêt. On aime varier certaines choses pour éviter l'ennui.

C'est l'équilibre entre la certitude et la variété qui est à trouver.

3) Besoin d'importance : Tout le monde veut se sentir important. C'est d'ailleurs ce qui fait tourner le monde. On va combler ce besoin en ayant le dernier objet high-tech, la plus belle voiture, ou encore avoir des diplômes plus élevés que le voisin … Faites en sorte que vos interlocuteurs se sentent importants, qu'ils aient de la reconnaissance. Concentrez-vous uniquement sur eux quand ils parlent. Évitez d'avoir votre smartphone à la main et de le regarder à la moindre notification. Montrez votre appréciation, votre approbation. Sachez que c'est un besoin très important chez la plupart des gens.

Dans le management de certains pays, comme la France, on prend vraiment les gens pour des cons, excusez-moi du mot. On leur fait bien sentir que ce sont des moins que

rien. Cela va engendrer des suicides (comme le cas de France Telecom).
C'est malheureusement ce management à la Française qui fait que la France est au bout du rouleau, au bord de la faillite. La plupart des gouvernements occidentaux sont exactement dans le même cas.
Pourquoi? Parce que dans les écoles de management, on n'a jamais réussi à enseigner ce besoin d'importance et de reconnaissance.

4) Lorsque vous tentez de créer une connexion, la relation peut aller vraiment très loin si vous vous connectez à votre interlocuteur (mêmes valeurs, même problème, même lieu de naissance...). Cherchez à mettre en avant ce fameux besoin de connexion. Rebondissez systématiquement sur un point de connexion que vous pouvez avoir ensemble. Et vous verrez que la connexion va passer.
5) Besoin d'évolution : quoi que vous fassiez, ce n'est pas le niveau qui est important mais la sensation de grandir. Chacun a besoin de grandir et à partir du moment où vous comblez ce besoin d'évolution, vous aurez des gens qui deviendront «addict» à vous. Pourquoi les jeux vidéo sont-ils autant addictifs chez les plus jeunes? C'est parce

qu'ils permettent de grandir en escaladant la difficulté. ARKANOID est un jeu vidéo dont je parle souvent. Allez sur Google voir à quoi il ressemble. C'est un casse brique.
Les difficultés vont en grandissant. A chaque fois que vous complétez un tableau, vous avez une porte qui s'ouvre. Je fais l'amalgame entre ce jeu et l'élévation vibratoire. Il y a environ 25 tableaux différents à passer avec une difficulté grandissante. Cela va combler ce besoin d'évolution chez les plus jeunes.

6) Besoin de contribution : Contribuer est vraiment l'ultime besoin. C'est comme ça que les associations trouvent des bénévoles en remplissant leur besoin de contribution. Il y aurait beaucoup de choses à dire sur le bénévolat, qui, en soit, est quelque chose de louable et qui a été totalement galvaudé par la société actuelle.
Beaucoup d'associations humanitaires sont en fait des business humanitaires qui servent à combler un manquement d'un gouvernement. C'est au gouvernement de faire cela pour les plus démunis.

Au contraire, le gouvernement va se gaver sur ces associations.

Exemple :

Les restos du cœur! Des millions de chiffre d'affaires sur lesquels l'Etat va se gaver à travers les charges sociales, la T.V.A. etc... Il y a une ineptie quelque part. Normalement, nous n'aurions plus besoin de ces associations, et c'est absolument aberrant de voir autant de gens qui meurent de faim ou de froid dans nos sociétés civilisées.

Le mieux à faire pour combler ce besoin de contribution est d'aller dans une maison de retraite ou encore de visiter un hôpital et de demander à voir une personne qui ne reçoit personne, aucune visite. Une personne seule.

Ce jour-là, vous remplirez votre besoin de contribution. Pourquoi? Car vous allez offrir votre présence à quelqu'un.

C'est un cadeau monumental que vous lui ferez.

CHAPITRE 4
COMMENT SORTIR DE L'ESCLAVAGISME MODERNE ET TROUVER LA LIBERTÉ ABSOLUE (d'un patron, des banques et du gouvernement)

Pour démarrer, j'aimerai vous faire part d'une maxime qui provient de Bill Gates. Une maxime que j'aime beaucoup.

«Si vous naissez pauvre, ce n'est pas de votre faute. Mais si vous mourrez pauvre, ça l'est»

C'est une grande vérité, et d'ailleurs il est grand temps pour vous de prendre votre responsabilité.

Si vous êtes parvenu jusqu'ici aujourd'hui, c'est que vous êtes prêt à reprendre le pouvoir sur votre vie. Vous êtes prêt à prendre les bonnes décisions pour votre vie future.

Imaginez la vie comme un buffet d'abondance et d'opulence.

Imaginez que vous pouvez absolument tout avoir dans ce buffet. Vous pouvez vous servir tout ce que vous souhaitez, tout prendre. Mais cela nécessite de procéder à des réglages au niveau physiologique, mental et émotionnel pour pouvoir avoir accès à l'ensemble de ce buffet.

C'est aussi simple que ça! Il faut câbler votre cerveau sur les possibilités.

Dans notre monde moderne, tout est organisé de sorte de nous garder sous cloche tels de bons petits esclaves.

Pour sortir de cet esclavage, il va être indispensable de prendre des décisions. Ce n'est pas d'en avoir envie, c'est bel et bien d'agir dont il s'agit. Il faut prendre des décisions et passer à l'action immédiatement.

La vie est un buffet, un grand buffet d'abondance et d'opulence. Mais personne ne va vous inviter à ce buffet. Il est très important de le savoir.

La majeure partie des gens va rester en marge, se privant de tout volontairement. Ils resteront donc à la porte. Leurs privations vont découler de leurs formatages et de leurs conditionnements.

Vous allez devoir prendre votre place à ce buffet et vous y inviter vous-même. Cela peut parfois prendre du temps, mais avec les méthodes que je vous indique cela se fera en un claquement de doigts.

Sachez que tout est possible. Câblez votre cerveau et vos neurones sur les possibilités.

Devenez à partir de maintenant des «penseurs de possibilités»

Nous allons commencer par refaire votre éducation financière.

Personne ne vous a jamais éduqué à ce niveau-là. Vous avez donc acquis des connaissances adéquates ou inadéquates, par instinct la plupart du temps.

Le gouvernement et les banques nous cachent volontairement beaucoup de choses sur l'argent. Pourquoi? Pour mieux vous soumettre. Pour que vous restiez esclaves!

Nous allons voir comment vivre dans l'opulence financière même en partant de zéro.

Pourquoi vous ne voyez pas (encore) toutes les opportunités autour de vous alors que nous sommes dans des sociétés qui regorgent d'opportunités? Il n'a jamais été aussi facile de devenir millionnaire qu'à notre époque.

Autrefois, après la révolution industrielle il était possible de devenir millionnaire, mais cela prenait beaucoup de temps. A moins d'être héritier d'une grande lignée de riches personnalités.

A l'heure actuelle, devenir millionnaire peut ne prendre que quelques heures!

Vos cerveaux ne sont pas câblés pour y avoir accès. Le système est ainsi fait (système des banques etc…).
Nous allons voir comment reprendre le pouvoir :

- sur l'argent,
- sur vos finances,
- sur l'abondance et l'opulence

Auxquels vous avez droit.

Nous sommes emprisonnés dans une prison où la porte est ouverte. Dans une prison où vous avez vous-même construit les barreaux.

Tout ce que je vais vous dire va bousculer vos cerveaux.

Sachez que plus de 50% des milliardaires à l'heure actuelle dans le monde sont de parfaits autodidactes. L'éducation nationale, diplômes etc..., ils n'en ont pas eu besoin.

Si les hautes écoles étaient faites pour fabriquer des milliardaires cela se saurait!

L'éducation nationale, les écoles, vous apprennent à devenir de parfaits esclaves qui vont aller enrichir le système. Le système a besoins de personnes asservies pour continuer à subsister. C'est donc une aberration monumentale de penser qu'en étant surdiplômé vous atteindrez l'abondance et l'opulence.

Ne vous laissez pas conditionner par ce carcan politique ou encore par les médias...

A- <u>LA VERITE SUR L'ARGENT:</u>

Je vais vous donner une grande vérité : l'argent n'existe pas.

Cela peut vous paraître bizarre, mais l'argent ce n'est que virtuel.

L'argent a la capacité de vous amener dans des émotions ultra toxiques, en un claquement de doigts. Tout comme le sexe!

L'éducation financière c'est chercher à comprendre les flux d'argent. Personne ne vous a éduqué aux finances. Le gouvernement va vous éduquer de manière à ce que vous puissiez continuer à enrichir ce système qui est entrain de vaciller sur ses bases.

Les patrons ne vous parleront jamais d'éducation financière car ils veulent garder leurs esclaves dociles, pour que vous continuiez à les servir. On parle d'ailleurs de ressources humaines, ce qui veut dire que l'humain n'est qu'une simple ressource, et une ressource c'est exploitable.

Les employés, les salariés (les esclaves modernes) qui revendiquent lorsqu'ils perdent leurs acquis sociaux me font halluciner à chaque fois. Ils ont la possibilité de sortir de l'esclavage, ils sont affranchis et pourtant ils descendent dans la rue, ils râlent... pour finalement vouloir retrouver un esclavage.

C'est un non-sens. Vous avez la possibilité de vous affranchir de tout ça, sachez-le.

Il existe des solutions! Il y a des millions de personnes qui sont parvenues à s'affranchir de la société en générant assez de richesses. Nous ne parlerons même plus d'argent mais plutôt de richesse, car la richesse couvre quasiment tous les domaines de la vie.

Ils ont assez de richesses pour être libres. Richesse au niveau du temps, du lieu de vie, et pas seulement au niveau de la liberté financière.

Après tout, cela sert à quoi de gagner 10 000 euros par mois si vous n'avez pas le temps d'en profiter? La conviction que vous devriez adopter, c'est que l'argent est un jeu. Dans le chapitre 1, nous avons vu comment détruire des convictions limitantes et créer une nouvelle conviction. C'est exactement la même chose.

L'argent est un jeu, un jeu sérieux et qui peut avoir des conséquences dramatiques. Cela peut entraîner des personnes à la mort. J'étais moi-même au bord du suicide lorsque j'ai tout perdu. J'ai très souvent pensé à en finir. A cette époque-là, pour moi la vie ne valait même plus d'être vécue. Heureusement qu'il y a eu un souffle quelque part qui m'a totalement détourné de cela. Sinon, je ne serai pas là en train de vous parler aujourd'hui.

Trois clés pour passer des dettes aux actifs (vivre dans l'opulence financière même en partant de zéro) :

Comment reprendre le pouvoir sur cette richesse financière et comment sortir de l'esclavage moderne?

L'argent n'existe pas.

Remontons dans l'histoire. A l'origine, les êtres humains vivaient en tribus. C'est d'ailleurs exactement le cas encore sur mon île. Il y a encore 170 ans de cela, ils vivaient en tribus. Et qu'est-ce-qui se passait avec ces tribus?

A chaque fois que deux tribus se rencontraient, elles cherchaient à savoir si elles étaient amies ou des ennemies. En général, c'était systématiquement des ennemies, pourquoi? Car l'une d'entre elles possédait des choses que l'autre voulait absolument. Il y avait de fortes chances pour que cela se termine alors en massacre.

S'entretuer n'était pas forcément la meilleure solution!

Puis, le troc est apparu. Il s'agissait d'un échange entre une chose qui a de la valeur pour vous, et une chose qui a de la valeur pour l'autre personne. De la nourriture contre un service par exemple, ou encore de la nourriture contre des outils...

Donc, le troc était un moyen d'échange.

Pourtant, le troc a eu ses limites. Le premier système d'échange s'est formé avec des coquillages au début et ensuite, cela a pris la forme de métaux précieux.

La valeur de l'argent correspondait à une valeur or, il n'y a pas si longtemps, mais maintenant tout cela est terminé.

L'or, l'argent ou encore le bronze étaient des contre parties. Jusqu'à ce qu'arrive le papier. Ce sont les orfèvres Florentins du temps de Marco Paulo qui ont inventé la monnaie papier. Ces orfèvres possédaient à l'époque des coffres pour entreposer les pierres précieuses. Les marchands de l'époque qui parcouraient les routes avec de grosses sommes en pièces de monnaie, se faisaient régulièrement détrousser par les brigands. Les orfèvres ont eu l'idée de leur proposer d'entreposer leurs grosses quantités de pièces de monnaie dans leurs coffres en échange d'un reçu. Et ensuite ce sont ces reçus en papier qui de plus en plus servaient de monnaie d'échange. La monnaie papier était née.

La valeur que l'on donne maintenant à un billet c'est complètement virtuel. C'est juste la valeur du papier et de l'encre qui se trouve dessus pour le fabriquer. Ou encore la valeur de celui qui les fabrique.

Et maintenant, il y a encore mieux que ça! Vous savez que les banques et les gouvernements veulent éradiquer totalement le cash? Pourquoi? Tout simplement parce que l'argent est devenu quelque chose de virtuel. Ce sont simplement des écritures comptables dans les ordinateurs des banques. Lorsque vous déposez des espèces à la banque, cela se transforme en une écriture comptable, transformant de l'argent numéraire en monnaie numérique. Et c'est pour ça que le gouvernement veut bannir le cash. Pour avoir un contrôle total sur la population. Avec toutes les dépenses que vous faites, la banque sait tout de vous! Au centime près d'ailleurs.

L'argent n'a plus aucune valeur. Comprenez le bien! C'est très important d'en prendre conscience.

Sous couvert de la loi anti-terroriste, l'objectif des gouvernements est d'arrêter la circulation des espèces afin d'avoir un contrôle total sur la population, en ayant la possibilité de bloquer littéralement la valeur d'une ou plusieurs personnes qui peuvent menacer le pouvoir en place.

Les robots vont nous remplacer! Mais au final, c'est un bien car nous ne serons plus des esclaves humains. Libérés, soyez heureux! Enfin.

Enfin vous pourrez offrir votre savoir au monde. Offrir vos talents au monde. C'est cela la grande nouvelle.

B-LA CULTURE DE LA DETTE

On vit dans un monde totalement virtuel. Il y a des milliards de dettes virtuelles, qui peuvent s'effacer du jour au lendemain. Il suffit au gouvernement de décider d'effacer les dettes et elles disparaissent.

Au contraire, si vous avez une société très endettée (votre propre société), elle ira droit vers la faillite, la liquidation etc ...

Nos États ont des dettes énormes qu'ils laissent grossir et pourtant ils ne sont pas en faillite!! Alors pourquoi cette culture de la dette? Pour nous mettre dans la peur et nous contrôler.

Lorsque vous êtes endetté, vous êtes totalement à la merci d'un créancier, groupes ou personnes qui utiliseront tous les moyens pour vous faire payer.

La dette est un moyen de maintenir constamment une personne sous cloche.

Une personne qui rentre dans la vie active, qui travaille, a le droit à un crédit pour acheter sa maison par exemple, et d'ailleurs c'est la plus grande erreur à commettre. Il n'y a qu'en France que je vois cela. On nous met dans la tête qu'il faut acheter la maison dans laquelle nous allons vivre.

Et il faut savoir qu'il y a actuellement un plan dans les tiroirs du gouvernement. Ils vont totalement éradiquer la notion de propriété terrienne. Ils prévoient de fabriquer des actifs en s'appropriant les terrains privés. Soyez attentifs! C'est ce qui va vraiment se passer et on ne vous préviendra pas. La fameuse propriété terrienne c'est désormais terminé. Cela va engendrer émotionnellement des drames et des catastrophes. Ils vont compenser cette fameuse dette contre de l'actif. Vous n'aurez plus que le bâti, le reste sera du virtuel. Le terrain ne vous appartiendra plus.

Donc, une personne qui commence à travailler va faire un crédit pour se loger, puis un autre pour acheter un moyen de locomotion pour aller remplir son rôle de bon petit esclave huit heures par jour. Puis, pour se conformer au système, il lui faudra de plus beaux meubles, de beaux vêtements, tout le dernier cri en matière d'high-tech ... Elle aura fait tous ces crédits uniquement par pur conformisme! Ensuite, cette personne va accomplir un travail qui bien souvent ne lui plaît et devient anti-épanouissant, pourquoi? Pour rembourser ses crédits, qui lui permettent finalement d'être conforme à ce que le système attend d'elle!

<u>Voici les trois clés :</u>

1 – Ne dépensez pas plus que ce que vous gagnez. Au contraire, dépensez moins que ce que vous gagnez et ce qui reste, épargnez-le.

2 – Ne faites jamais de crédit à la banque. Il existe beaucoup d'autres solutions modernes comme le crowdfunding par exemple.

3 – Cherchez pendant que c'est encore possible à payer le plus souvent en cash. Ayez du cash sur vous. Vous comprendrez alors la magie du cash. Vous câblerez votre cerveau sur un certain aspect de la valeur de l'argent.

Acheter de l'immobilier c'est bien, mais uniquement pour le louer et avoir un retour sur investissement. Pas pour vous endetter. Il faut que ça vous rapporte. Acheter un bien immobilier pour avoir un toit c'est un véritable boulet. Vous devenez ensuite entièrement dépendant de ce bien, ce qui vous empêche toute mobilité! Or nous vivons dans un monde où la mobilité est un avantage considérable.

La meilleure solution c'est d'être locataire car cela vous donne la liberté de changer d'endroit si vous le souhaitez.

Sachez une chose : vous êtes dans la culture de la dette, vous êtes conditionnés, formatés. Il y a des ancrages neuronaux inculqués qui sont hyper puissants.

Le crowdfunding c'est l'idéal. Vous obtenez de l'argent sans pour autant passer par les banques. Des gens vont investir sur vous, sur votre idée, sur vos talents. Vous ne devrez alors plus rien à personne.

Trois étapes pour vivre dans l'abondance et l'opulence :

1 – Savoir où vous en êtes. Ouvrir vos neurones, les connecter, brancher vos cerveaux sur des possibilités, sur d'autres possibilités. Cherchez à calculer votre valeur nette. Les personnes qui vivent dans l'abondance et l'opulence ne parlent pas de revenus mensuels, ils parleront de revenus globaux annuels.
La valeur nette c'est la différence entre vos actifs (épargne, compte en banque, biens immobiliers que vous mettez en location, actions, économies) et votre passif (emprunts, crédits...). C'est de la comptabilité adaptée aux particuliers.

L'objectif étant de faire évoluer cette valeur.

2 – Avoir un plan de développement pour vous affranchir de tout esclavage moderne et de virer votre patron. Monter votre propre business à côté de ce que vous faites en tant que salarié. Développer un revenu alternatif, et il existe bon nombre de solutions pour cela. Il y en a partout! Il faut juste câbler vos neurones et votre cerveau dessus.
On vit dans une opulence d'opportunités. Plus vous aurez un niveau vibratoire élevé et plus vous allez avoir l'occasion de trouver des opportunités et de réussir. C'est ce que j'appelle les synchronicités. L'Univers va mettre des opportunités sur votre chemin. Vos neurones étant déconditionnés, dépollués, vous aurez accès à ces opportunités.

A l'heure actuelle, beaucoup de celles-ci sont sur votre chemin et vous êtes incapables de les voir. Vous les verrez quand vous aurez élevé votre niveau vibratoire.

3 – Avoir un plan de protection. Quand votre revenu est établi et qu'il continue à évoluer, vous allez pouvoir travailler sur un plan de protection. Il a pour objectif de vous libérer de l'État et des banques.

Il vous faut :

- De la clarté
- Un plan de développement
- Un plan de protection

Si vous voulez aller plus loin, la conversation continue sur internet ! Je vous offre la méthode : « Comment sortir de l'esclavagisme moderne et trouver la liberté absolue (patrons, banques, gouvernements…) »:

academieaime.com/livre/finance

CHAPITRE 5
COMMENT DEVENIR VOTRE AMI LE PLUS PROCHE

Dans nos précédents chapitres, nous avons parlé au cerveau. Il est désormais grand temps de parler au cerveau «Cœur». Nous avons trois cerveaux! Des milliards de neurones sont installées dans votre boîte crânienne (cent milliards), mais aussi dans votre cœur et dans votre intestin.

Lorsque tous les flux sont rétablis à l'intérieur de notre corps au niveau physiologique, mental et émotionnel, nous avons la capacité de faire fonctionner notre machine électromagnétique de manière optimale (notre corps). Vous avez la capacité de réaliser le film de votre vie, et c'est ce que je veux vous enseigner. Parce que je suis parvenu, moi-même à réaliser mon rêve.

Je souhaite maintenant vous enseigner comment réaliser le vôtre.

Cela passe par une multitude d'étapes, que j'ai détaillées dans les précédents chapitres, et que je vais continuer à décortiquer dans les suivants.

Vous allez découvrir comment devenir votre meilleur ami, votre ami le plus proche.

Bien souvent, on se parle à soi-même comme on ne souhaiterait pas parler à son pire ennemi.

Vous pouvez devenir immensément riche, par contre, si vous ne vous connaissez pas ou si vous ne vous aimez pas .... Vous ne serez jamais heureux! Vous n'accomplirez jamais votre mission.

Pourquoi? Parce que la seule et unique personne avec laquelle vous allez passer votre vie entière, c'est avec VOUS!

Vous comprendrez donc que vous avez tout intérêt à devenir votre meilleur ami.

Dans le chapitre 1, nous avons parlé de la mission et de la conviction nécessaire pour la trouver : «avoir la certitude que vous allez trouver votre mission».

C'est ce que nous allons voir.

Il existe une boussole qui va vous indiquer la bonne direction à prendre, la direction de votre mission. Et cette boussole, nous allons la découvrir maintenant.

<u>Dans ce chapitre, vous allez découvrir :</u>

- La méthode étape par étape pour découvrir votre vibration intime et la boussole de votre vie

- Les traces des vibrations à travers les âges : comment les premiers philosophes étudiaient déjà l'impact des nombres sur la vibration intime de chaque personne

- Les basiques de la numérologie pour identifier avec précision ce que vous êtes venu faire sur cette terre et la direction à prendre

- L'importance capitale de suivre votre mission et comment continuer d'avancer même lorsque le monde entier semble contre vous

A – LES VIBRATIONS A TRAVERS LES ÂGES

En Grèce Antique, un philosophe en particulier s'intéressait aux nombres et à leurs vibrations. C'est à lui d'ailleurs, que l'on doit la découverte de la géométrie sacrée qui régit tout l'Univers.

Il avait découvert que chaque nombre correspondait à une vibration en particulier, exactement comme une note de musique.

Ce fameux philosophe, vous le connaissez déjà!

Il s'agit du fameux mathématicien Pythagore. Vous devez bien vous souvenir de vos années de collège avec le Théorème de Pythagore.

L'école enseigne la partie la moins utile de ce grand homme. Ses travaux allaient bien plus loin que le simple fait de calculer l'hypoténuse d'un triangle rectangle. D'ailleurs, est-ce que ce théorème vous sert dans votre vie quotidienne?

L'école pythagorienne était l'ancêtre, la toute première version des séminaires de développement personnel que vous connaissez, mais en version plus poussée.

Ce n'était pas un weekend, ou quatre jours de séminaire ... mais plusieurs années!! Si ce n'est toute une vie.

Tout, absolument tout était enseigné. Toutes les lois de l'Univers étaient enseignées.

Mais qu'enseignait-il?

De nos jours, la philosophie est devenue un sujet de joutes verbales entre des personnes qui cherchent à se donner des airs intelligents.

Pourtant, avant c'était bien plus que ça! C'était bel et bien l'étude de la vie, la recherche du bonheur et de l'accomplissement. Pythagore enseignait les maths à ses élèves, mais surtout la géométrie sacrée, la philosophie, et également l'astronomie et la musique.

Il a découvert que les nombres constituent l'Univers. C'est à ce moment-là que la numérologie est née.

B/ CALCULER VOTRE VIBRATION INTIME

La vibration intime, que j'appelle en numérologie le chemin de vie.

Lorsque l'on arrive sur cette terre, deux choses, entre autres, nous sont attribuées :

- Notre date de naissance (elle donne une indication sur la mission que vous avez au fond de vous et qui vous a été attribuée par l'Univers)
- Nos prénoms et noms d'État Civil

En additionnant les valeurs de votre date de naissance, vous allez obtenir votre vibration intime, votre boussole vibratoire pour savoir dans quelle direction vous diriger.

Prenons l'exemple d'une personne née le 3 septembre 1975
C'est-à-dire 03/09/1975
Vous allez additionner 03 + 09 + 1975 = 1987

Maintenant, vous allez chercher à réduire cette somme à un seul chiffre (sauf si vous obtenez un maitre nombre comme 11, 22 ou 33)

1987 = 1 + 9 + 8 + 7 = 25
2 + 5 = 7

La personne dans cet exemple a un chemin de vie 7

Au total, il existe 11 chemins de vie différents. Je vous donnerai plus de détails un peu plus tard.

1/ Originalité
2/ Coopération, service, diplomatie
3/ Créativité, extraversion
4/ Travail et rigueur
5/ Liberté, nouveauté, aventure
6/ Responsabilité, harmonie, conciliation
7/ Réflexion, intériorisation, penseurs
8/ Pouvoir, succès, argent
9/ Humanisme, altruisme
11/ intuition, vision
22/ Création, organisation
33/ Destins impressionnants

Le nombre que vous obtenez devient votre vibration profonde, votre boussole.

Je souhaite toutefois vous rappeler qu'il n'y a pas de chemin de vie meilleur qu'un autre. Tous les chemins de vie peuvent amener au succès.

<u>Voyons tous les chemins de vie plus en détails :</u>

Chemin de vie 1 :

C'est la voie des originaux, des individualistes, mais aussi des conquérants. C'est un itinéraire qui est fait pour l'action et qui va privilégier les accomplissements individuels. Cela va nécessiter une bonne dose de courage, de confiance en soi, et de beaucoup de détermination.

Le Chemin de vie 1 a une destinée qui va être assez chanceuse. Cela incite à se mettre en valeur, à conquérir, à innover et également à assumer les conséquences de ses décisions.

Le 1 aura une vie riche en rebondissements. Il sera amené à développer l'estime de soi, l'affirmation de soi et à prendre en main sa destinée.

Personnalités ayant un chemin de vie 1 : Alain Delon, Sean Connery, Tom Cruise, Alain Prost, Yves Saint Laurent

Chemin de vie 2 :

C'est la voie du compagnon, du bras droit, du second, du diplomate. Tout ce qui va toucher à la coopération, aux échanges, aux associations, au mariage.
Ce chemin pourra se vivre en harmonie totale ou alors en pleine hésitation. C'est un parcours qui va

se faire en plusieurs croisements. C'est un parcours qui va permettre de travailler et de s'épanouir au sein d'un groupe.
Avec un chemin de vie 2, vous allez réussir mais allez bénéficier indirectement des succès que vous allez engendrer. Vous allez chercher à apprendre à collaborer activement.

Personnalités ayant un chemin de vie 2 : Jean Paul Belmondo, Le Prince Charles, Johnny Halliday

Chemin de vie 3 :

C'est la voie des personnes créatives, des extravertis.
C'est une voie qui amène au bonheur. Vous vous épanouirez via la création et les activités de créativités personnelles.
L'art, la communication verbale (speaker), ou encore communication écrite (écrivain auteur), vente, médias mais aussi à travers les loisirs, le sport, la vie sociale.
Vous allez pouvoir exploiter tous vos talents et réussir dès lors que vous exploiterez vos talents à fond.
Vous pourrez être confronté à des difficultés, mais cela dans le simple but de mettre votre spontanéité et votre créativité à l'épreuve.

Personnalités ayant un chemin de vie 3 : Yannick Noah, Victor Hugo, Michel Sardou

Chemin de vie 4 :

C'est le chemin du travail et de la rigueur.
C'est la vie du travailleur persévérant. Il va permettre d'expérimenter la stabilité, la réussite à travers le travail et à travers le mérite.
Cela nécessite de faire preuve de méthode, de discipline et de régularité.
C'est une vie de construction, de sérieux (vous-même, votre habitat ...)
Vous devrez faire appel à des bases stables, à des aptitudes concrètes. Vous devez absolument développer ce type de facultés.
La progression peut-être parfois relativement lente, mais avec des efforts persévérants vous aurez le succès au bout.
Une personne avec un chemin de vie 4 est une valeur sûre, c'est quelqu'un de fiable, de carré (comme le 4).

Personnalités ayant un chemin de vie 4 : Arnold Schwarzenegger, Clint Eastwood, Catherine Deneuve.

Chemin de vie 5 :

C'est la liberté, la nouveauté et l'aventure.

C'est la voie des audacieux, des aventuriers, des polyvalents.
D'ailleurs, lorsque je fais des études numérologiques, je me suis rendu compte d'une recrudescence de ce nombre dominant 5. L'Univers demande donc de bouger, de vivre votre vie, de partir à l'aventure, de couper les chaines. L'Univers demande de s'affranchir de ces systèmes moribonds.
Avec un chemin de vie 5 vous aurez envie de changements, d'aventure, de voyages. Vous pourrez goûter et expérimenter toutes les expériences que vous offre la vie.
Le chemin de vie 5 est un chemin très dynamique. Vous devrez sans cesse défendre votre liberté personnelle, vous libérer des contraintes, vous détacher aussi bien du passé que du futur pour vivre votre mission dans le présent. Le chemin de vie 5 a un parcours hyper tonique. Vous serez à l'aise dans des activités nouvelles (informatique, communication, vente, déplacements, sports).
Vous devrez être capable de séparer l'utile de l'inutile et d'aller directement à l'essentiel.
C'est un chemin qui peut amener à la réussite, mais c'est un chemin «no limit» car il peut également engendrer des excès à tous les niveaux.
Et au lieu de réussir le chemin de vie 5 peut échouer
Tous les chemins de vie 5 doivent avoir absolument du discernement.

Personnalités ayant un chemin de vie 5 : Pierre Cardin, Claudia Schiffer

Chemin de vie 6 :

C'est la voie de la responsabilité, de la conciliation et du service.
La vie de tous les chemins de vie 6 sera une vie de responsabilités. C'est une personnalité qui est très forte pour mettre en avant son libre arbitre et faire les bons choix. Il est donc nécessaire de faire des choix adéquats, positifs et surtout ambitieux.
Le chemin de vie 6 a une destinée qui peut correspondre à une ascension rapide, à une position importante avec beaucoup de responsabilités sur le plan social, financier, politique, médiatique, familial etc...

Une personne ayant un chemin de vie 6 est une personne qui va harmoniser les relations entre les individus autour de lui.
Il a le goût des belles choses, le goût du service.
L'écoute, la chaleur humaine, la famille vont jouer un très grand rôle.
Le chemin de vie 6 est le chemin de la quête de l'harmonie.

Personnalités ayant un chemin de vie 6 : Albert Einstein, Charles De Gaulle, Stéphanie de Monaco

Chemin de vie 7 :

Ce chemin de vie est la voie des penseurs, des indépendants, de l'introspection. C'est un chemin de vie intérieur, avec une vie intérieure très riche, mais qui peut parfois amener à une extrême solitude. C'est le chemin qui amène dans les secrets de l'esprit, au goût de la perfection.
Vous serez poussé à avoir toujours une meilleure compréhension de vous-même, une remise en cause et une meilleure compréhension du monde qui vous entoure.
L'itinéraire du chemin de vie 7 va être symbolisé par le goût de l'indépendance et parfois même de la solitude.
Le chemin de vie 7 peut avoir une réussite relativement facile, à partir du moment où il passe à l'action.
Le chemin de vie 7 doit réfléchir, sinon il est incapable de prendre une décision.
Par contre, une fois que la décision est prise, il se doit absolument de passer à l'action pour réussir.

Personnalités ayant un chemin de vie 7 : John Kennedy, Lady Diana, Gérard Depardieu

Chemin de vie 8 :

C'est la voie des matérialistes, des audacieux, la voie de ceux qui vont aller chercher la réussite au travers de la réalisation matérielle et l'argent.
Ces notions seront d'une importance capitale dans votre vie si vous voulez réussir, mais à condition de prendre les bonnes décisions, et de faire les choses de manière éthique.
A l'inverse, le chemin de vie 8 peut avoir des échecs énormes.
Il faudra beaucoup d'attention à un 8, et un sens de l'éthique, ainsi qu'un bon discernement et un bon jugement pour réussir.
Les chemins de vie 8 ont en général la maîtrise du terrain, ils savent parfaitement ce qu'ils font. Les chemins de vie 8 sont de vrais battants.
Ce chemin de vie, avec ambition peut vous apporter la réussite matérielle, la puissance, l'autorité.
Personnalités ayant un chemin de vie 8 : Bernard Tapie, François Mitterrand, Romy Schneider.

Chemin de vie 9 :

C'est la voie des idéalistes. Le chemin de vie 9 est la voie de l'idéal, des causes nobles, des grands horizons. C'est un chemin qui favorise les voyages à la fois intérieurs et extérieurs.
Ce chemin de vie sera constitué de multiples expériences, de rencontres instructives dans le but de cultiver le don de soi.
Ce chemin va se détacher de toutes contingences matérielles pour pouvoir offrir son talent au monde. Il a besoin de grands horizons, à travers la culture, la recherche, l'altruisme, l'humanisme pour avoir un vaste public.
C'est un chemin de grands élans et de connaissance, de réussite et de protection pour les gens ayant une cause à mettre en avant. Il faudra s'ouvrir sur le monde (offrir son talent) mais sans s'oublier soi-même.

Personnalités ayant un chemin de vie 9 : Saint Exupéry, Jean jacques Rousseau, Brigitte Bardot

Durant tout mon cheminement et mes apprentissages, je me suis rendu compte que je cherchais à suivre un chemin de vie 8. J'ai commencé en cherchant la réussite matérielle. Pourtant, mon chemin de vie est le 9.
Dès que j'ai compris que je devais être au service de ma mission, je me suis mis à suivre mon propre

«Road Book» et c'est ce qui me permet de m'épanouir pleinement.

Chemin de vie 11 :

C'est la voie des visionnaires, des intuitifs. C'est un chemin de vie d'inspiration, de maîtrise. Il va favoriser les succès, les accomplissements originaux et ambitieux...et la création, les courants religieux, culturels, sociaux.
La personne vibrant en 11 a un rôle de leader avec des facultés d'enseignement grâce à une grande communication, un don de conviction (intuition, richesse intérieure, intelligence, ascendant psychologique sur autrui). Le chemin de vie 11 sera capable d'inspirer les autres.

Personnalités ayant un chemin de vie 11 : Coluche, Mozart, Benito Mussolini (qui vécut son chemin de vie dans le négatif).

Attention de bien vivre le 11 en positif sous peine de le vivre en 2 (1 + 1 = 2)

Chemin de vie 22 :

C'est la voie des grands bâtisseurs, des créateurs, des organisateurs. Les chemins de vie 22 ont une vie hors du commun. Ce chemin favorise les projets de grande envergure, des créations de génies. Ce chemin est destiné à ceux qui voient grand. Architecture, découverte, construction, art, écriture, affaires d'envergures internationales. C'est le goût des défis.

Les chemins de vie 22 ont une imagination exacerbée. Cela nécessite d'avoir la maitrise personnelle, de la sincérité dans les réalisations, de la souplesse, et de l'altruisme, et de l'éthique.

Personnalités ayant un chemin de vie 22 : Léonard de Vinci, Paul McCartney, Paul Bocuse, Fidel Castro

Chemin de vie 33 :

C'est un chemin de vie qui peut amener une réussite extraordinaire, qui peut remuer les foules. C'est l'Universalité avec un potentiel exceptionnel. La personne en chemin de vie 33 va être sur son chemin de vie à l'âge adulte, à partir de 30 ans. Avant, elle se cherche, a l'impression d'être un extra-terrestre.
Elle suit un parcours, puis finit par avoir un déclic. Et tout ceci pour pouvoir offrir son service aux autres.
Le 33 sera au service des autres et se dévouera toujours pour autrui. Il pourra réussir dans le conseil et connait instinctivement toutes les solutions. Il va aider et soulager autrui.

Ces personnes sont dotées de dons exceptionnels, et cela dans de nombreux domaines.
Elles pourront réussir dans tout ce qu'elles entreprennent à condition de le faire de manière totalement éthique.

Personnalité ayant un chemin de vie 33 : Mère Theresa

C/ LA BOUSSOLE DE VOTRE VIE

Vous avez maintenant votre carte routière et vous connaissez votre chemin de vie et surtout à quoi il correspond. Vous avez compris comment vous devez vivre votre vie.

Si vous vivez votre vie en décalage par rapport à votre chemin de vie, revenez tout de suite sur votre celui-ci en fonction de ce que j'ai évoqué précédemment. C'est impératif, primordial.

N'oubliez surtout pas que votre chemin de vie est votre boussole.

Si vous ne vous retrouvez pas dans le chemin de vie qui est le vôtre, c'est que vous êtes totalement perdu (à côté de la plaque). Vous vivez un chemin de vie qui n'est tout simplement pas le vôtre.

Cela m'est arrivé pendant des années et pourtant je suis revenu sur mon propre chemin de vie, donc faites de même.

Si vous ne le faites pas, l'Univers va vous le rappeler constamment par des évènements qui se dérouleront dans votre vie. Et cela jusqu'à ce que vous reveniez sur VOTRE chemin.

Si vous voulez aller plus loin, la conversation continue sur internet ! Je vous offre la méthode : « Comment devenir votre ami le plus proche » :
academieaime.com/livre/ami

CHAPITRE 6
COMMENT FOCALISER VOTRE ATTENTION ET REUSSIR PLUS EN 3 FOIS MOINS DE TEMPS

Introduction :

«La nature ne se presse pas et pourtant tout s'accomplit» Lao Tseu.

Cette citation est une grande vérité.

La nature fait les choses comme elle doit les faire. Dans ce chapitre, je vais m'adresser directement à vos neurones, qui, à coup sûr, ne sont pas encore totalement dépollués.

Nous allons parler au mental dans ce chapitre.

Demandez dès maintenant à votre mental de rester ouvert car tout ce que je vais vous dire dans ce chapitre, pourrait bien changer votre vie dès la fin de la lecture de celui-ci.

Je vais vous parler d'attention, mais également de productivité. Ce dernier mot peut faire peur, et pourtant, il est capital.

Il faut savoir qu'en fait, la productivité est tout simplement le terme moderne de l'attention, de cette faculté qu'une personne peut avoir à mettre tout son esprit sur un seul point, pour faire qu'une pensée devienne réalité.

Et c'est d'ailleurs ainsi que vous pourrez réaliser tout ce que vous voudrez.

Quelle que soit votre mission, vous allez avoir besoin d'une capacité d'attention maximale pour l'atteindre. Il y aura beaucoup de travail, vous le savez! En effet la société, comme je l'ai souvent évoqué dans les précédents chapitres, passe son temps à vous «mettre des bâtons dans les roues».

Nous évoquerons cela un peu plus tard dans ce chapitre.

<u>Dans ce chapitre, voici ce que vous allez découvrir :</u>

- Le secret des personnes spirituelles qui font de leur mission une réalité
- Les cinq habitudes d'efficacité maximale et comment accomplir plus en travaillant moins
- Pourquoi vous devez arrêter d'être occupé et comment vous concentrer sur ce qui compte vraiment
- Comment la méditation va booster votre capacité d'attention et la transformer en rayon laser

A/ LE SECRET DES PERSONNES SPIRITUELLES QUI FONT DE LEUR MISSION UNE RÉALITÉ

Pour faire de votre mission une réalité, le secret tient à un seul mot que vous devrez retenir : «l'attention».

Notre société fait tout son possible pour maintenir la population dans un état de distraction constant.

Je me souviens d'un livre qui évoque cela et vous le connaissez peut-être déjà. Il s'agit de

«Réfléchissez et devenez riche» de Napoléon Hill. Ce livre est d'ailleurs une bible du développement personnel.

Napoléon Hill a écrit d'autres livres, dont un, réédité il y a peu de temps : «Plus Malin que le Diable».

Napoléon Hill traitait déjà du problème d'attention! Pourtant, c'était dans les années 30 et il n'y avait pas autant de distractions. Ceux qui voulaient maintenir l'humanité sous cloche, se servaient déjà des distractions.

Tout est fait pour distraire votre attention.

Nous sommes dans une société de zapping, ce qui fait que grand nombre de personnes sont incapables de réaliser leurs objectifs.

En termes triviaux, nous pourrions même dire que les personnes sautent du coq à l'âne, puis de l'âne au cochon ... en un rien de temps.

Toutes ces personnes ont tout simplement des cerveaux qui ont été câblés sur le zapping permanent. Le contraire c'est le focus.

Si vous n'avez pas le «focus», vous comprenez bien que vous ne pourrez jamais réaliser quoi que ce soit. Il est indispensable d'en être totalement conscient.

Vous avez tous un smartphone? Lorsque vous entendez la sonnerie d'une notification (Facebook ou autre), vous vous concentrez sur la lecture de celle-ci, mais juste après une autre sonnerie de notification arrive et ainsi de suite. Cela déconcentre totalement et vous empêche d'être totalement focus. Il est indispensable que tout cela cesse.

Dès qu'une notification arrive, le cerveau reçoit une décharge de dopamine. Votre cerveau devient donc «addict» au zapping. Tout cela prive votre cerveau de sa capacité de concentration.

La télévision, c'est strictement la même chose. C'est un outil de manipulation extrême de masse!! Quand vous apprenez que les individus passent en moyenne 4 heures par jour devant leur télévision!! C'est une demi-journée pendant laquelle vous auriez pu faire beaucoup de choses constructives! Imaginez juste un instant.

Vous laissez le pouvoir de votre cerveau à quelqu'un d'autre!!! Vous ne maîtrisez donc plus rien du tout. Vous êtes totalement manipulés.

Ce n'est pas pour rien que d'après un sondage, les Français ont perdu 6 points de Quotient Intellectuel en seulement 10 ans.

Il est indispensable de vous détacher de cet outil de propagande, cet outil qui fait mourir votre cerveau, qui vous empêche d'être focus dans votre vie de tous les jours, bref qui vous empêche de vivre votre vie et donc votre mission.

Je vais vous donner un conseil : Refusez que cet outil prenne le contrôle de votre cerveau dès aujourd'hui et débarrassez-vous en .

Vous reprendrez alors le total pouvoir sur votre vie! C'est indispensable.

Je vais dès maintenant vous donner une technique qui permettra la concentration.

A force de conditionner le cerveau sur la distraction, vous allez le priver de sa capacité d'attention soutenue, de sa capacité à se focaliser. C'est pourtant cette capacité qui va vous permettre de vous connecter à l'Univers. Tout ceci entraîne de l'indolence.

L'indolence, c'est savoir ce qu'il faut faire mais s'autoriser à ne pas le faire.

Croyez-le ou non! Ceci est pire que TOUT.

Vous le payerez tout simplement à un moment ou à un autre.

Mon objectif est que vous ayez des résultats immédiats. Alors fuyez l'école buissonnière, fuyez l'indolence et agissez!

Sachez que si votre cerveau perd sa concentration, il perdra en même temps sa capacité de visualiser, sa capacité à méditer, à réfléchir de manière adéquate. Tout cela vous empêchera d'atteindre votre niveau de plénitude.

Le zapping vous transformera de toute façon en zombie. Le système est ainsi fait, il suffit juste de voir tous les cas de burnout! (gendarmerie, France Télécom…). On vous induit dans l'urgence permanente.

L'attention va se faire à deux niveaux :

- A court terme
- A long terme

Etudions le Long terme.

Le long terme c'est la capacité à mettre le focus sur un seul objectif et prendre le temps qu'il faut pour l'accomplir. Il sera nécessaire de travailler objectif après objectif, les uns après les autres. Tant qu'un objectif n'est pas atteint, il faut continuer encore et encore à travailler dessus jusqu'à sa réalisation.

Rappelez-vous de la citation que je vous ai donnée au tout début de ce chapitre.

«La nature ne se presse pas, et pourtant tout s'accomplit»

Toutes les personnes qui ont réussi financièrement, spirituellement et qui ont accompli leur mission et réalisé leur rêve n'ont pas tout obtenu en un seul jour. Elles ont tout accompli méthodiquement et ont pris le temps de le faire.

B/ POURQUOI DEVEZ-VOUS ARRÊTER D'ÊTRE OCCUPE ?

Arrêtez d'être occupé! Soyez productifs.

Soyez organisés!

Toutes les tâches que vous faites dans une journée seront classées en catégories :

1) Les tâches importantes et urgentes
2) Les tâches importantes mais pas urgentes

Démarrez dès maintenant par ces deux tâches là!

3) Les tâches urgentes mais pas importantes
4) Ce qui n'est ni urgent, ni important

Tout est fait autour de vous pour que vous commenciez pourtant par les tâches 3 et 4. Les deux dernières.

Faites la liste de ce que vous avez à faire et à réaliser demain dès maintenant. Vous allez classer toute cette liste par degré d'importance et ensuite d'urgence, en fonction des catégories que je viens de citer un peu plus haut.

Tout ceci va vous permettre de vous concentrer sur 20% d'entre elles.

Pourquoi est-ce-que j'évoque ces 20%

Parce que quel que soit votre projet 20% de vos actions donneront au moins 80% des résultats (si ce n'est plus).

Votre objectif, vous l'avez compris, sera donc de vous concentrer pleinement et uniquement sur ces 20%.

C'est une loi bien connue qui s'appelle la loi de Pareto.

Elle a d'abord été identifiée sur la richesse (20% de la population possède 80% de la richesse).

Le plus fabuleux dans cette loi, c'est qu'elle se reproduit à l'infini.

Servez-vous de cette loi à votre avantage!

Et vous? Quelles sont les 20% des actions qui vous permettront de réaliser 80% de votre mission?

Une fois que vous aurez réalisé l'exercice de classification demandé, vous allez prendre les deux premières catégories et vous focaliser dessus.

Je vous les rappelle :

- Les tâches importantes et urgentes
- Les tâches importantes et non urgentes

Vous ferez alors des blocs de temps dans vos agendas.

Vous parviendrez ainsi à être aux commandes totales de votre vie.

Cette technique est vraiment très puissante, appliquez-là sans aucune modération dans l'organisation de votre vie et commencez à diriger votre vie là où vous le souhaitez.

Vous maîtriserez le temps qui vous est alloué dans une journée. Vous ressentirez un confort intérieur d'une puissance extrême.

Vous allez faire des blocs de 50 minutes / 20 minutes.

Prenez la toute première tâche importante et urgente et allouez-lui 50 minutes dans votre agenda. Pendant 50 minutes vous ne vous concentrerez que sur cette tâche.
Coupez toutes sources de distractions extérieures (Facebook, Skype, téléphone, mails...).
Mettez une alarme.
Une fois ces 50 minutes passées vous pourrez alors rallumer les distractions extérieures pendant 20 minutes et vaquer à vos occupations (réponses mails, réponses aux sollicitations etc...).

Passez ensuite à une autre tâche et ainsi de suite.

Vous verrez qu'en utilisant cette méthode, vous retrouverez une puissance, une maîtrise, un confort pour pouvoir passer vos journées en toute sérénité. Et c'est cela qui vous permettra d'être vraiment productifs.

Et ce qui est le plus puissant, c'est que cette méthode est valable pour tous les domaines de votre vie (vacances, loisirs, week-end). Vous pourrez tout, absolument tout planifier dans votre vie.

C/ LES 5 HABITUDES D'EFFICACITÉ MAXIMALE

Les 5 habitudes des personnes qui font de leur mission une réalité sont :

1) Le conditionnement matinal : pressez un citron bio chaque matin et ajoutez deux cuillères à soupe d'huile de coco liquéfié et faites une méditation (assis) en incluant des respirations profondes, ensuite mise en mouvement.
2) Commencez par le plus important (faites vos blocs de temps de 50 mn)
3) Focus pendant 50 mn
4) Fixez des dates limites (deadline). Vous ordonnerez ainsi à votre cerveau de terminer dans les temps (c'est très confortable d'avoir un cerveau serein vous verrez)

5) Ecrivez! Continuez à garnir votre journal de gratitudes! Ecrivez vos objectifs, écrivez ce que vous avez réalisé dans les temps

Tout ceci permettra à votre cerveau de travailler son stress. C'est vraiment ultra puissant.

D/ COMMENT LA MEDITATION VA BOOSTER VOTRE CAPACITE D'ATTENTION

La méditation et l'état de flow (plénitude, complétude)

Il y a 6 signes qui distinguent l'état de flow :

1) La concentration intense focalisée sur le moment présent
2) La disparition de la distance entre le sujet et l'objet. Vous êtes totalement dans la scène et vous êtes en train de la vivre
3) Perte du sentiment de conscience de soi. C'est-à-dire que l'on se retrouve au-dessus de soi-même, en dehors de soi
4) La sensation de contrôle et de puissance sur l'activité ou la situation
5) La distorsion de la perception du temps (exemple : beaucoup de mes élèves pensent que les méditations que j'enseigne durent environ 15 minutes. Pourtant elles durent

aux alentours de 25 mn). Vous n'avez plus la notion du temps.

6) L'activité est en soi source de satisfaction.

Si vous voulez aller plus loin, la conversation continue sur internet ! Je vous offre la méthode : « Comment focaliser votre attention et accomplir plus en trois fois moins de temps » :

academieaime.com/livre/productivite

CHAPITRE 7
COMMENT DECALCIFIER VOS GLANDES ENDOCRINES

Dans le chapitre précédent, nous avons vu les techniques pour focaliser votre attention et réussir plus en trois fois moins de temps.

Aujourd'hui, dans ce chapitre, nous allons traiter d'un sujet très important pour votre évolution : «Comment décalcifier vos glandes endocrines». Nous parlerons également du corps, des chakras et des cultures anciennes.

Décalcifier vos glandes endocrines nécessite de suivre un processus bien spécifique, et c'est ce que je vais vous enseigner tout au long de ce chapitre.

C'est en suivant ce même processus que la purification de vos glandes endocrines pourra avoir lieu. Ces purifications sont salutaires car cela va vous permettre d'évacuer tout ce qui a été bloqué dans vos corps physiques, dans votre mental, mais également dans votre émotionnel.

Saluez les purifications et ayez de la gratitude envers elles. Vous en rencontrerez de toutes sortes. Ne cherchez surtout pas à les bloquer! (C'est d'ailleurs ce que fait clairement la médecine allopathique).

- Je vais tout vous dire sur la glande pinéale et comment la décalcifier pour vous connecter à l'Univers
- Je vous dirai pourquoi chaque chakra est lié à une glande endocrine et la raison pour laquelle la méditation n'est pas suffisante
- Je vous parlerai de la théorie de l'émetteur et récepteur ou la méthode pour émettre votre souhait et le matérialiser

Tant que les glandes endocrines sont polluées, calcifiées, il est impossible de se maintenir dans de hauts niveaux vibratoires.

A/ LA MANIFESTATION PHYSIQUE DES CHAKRAS

Les anciens textes sacrés hindouistes écrits en sanskrit révèlent l'existence des chakras, sept centres d'énergie répartis tout le long du corps.
Chacun de ces chakras a un rôle et une fonction de régulation ou de gestion du comportement humain et physiologique.
Ils correspondent respectivement à une vibration, correspondant elles aussi à une note de musique et à une glande endocrine.

Niveau vibratoire des Chakras

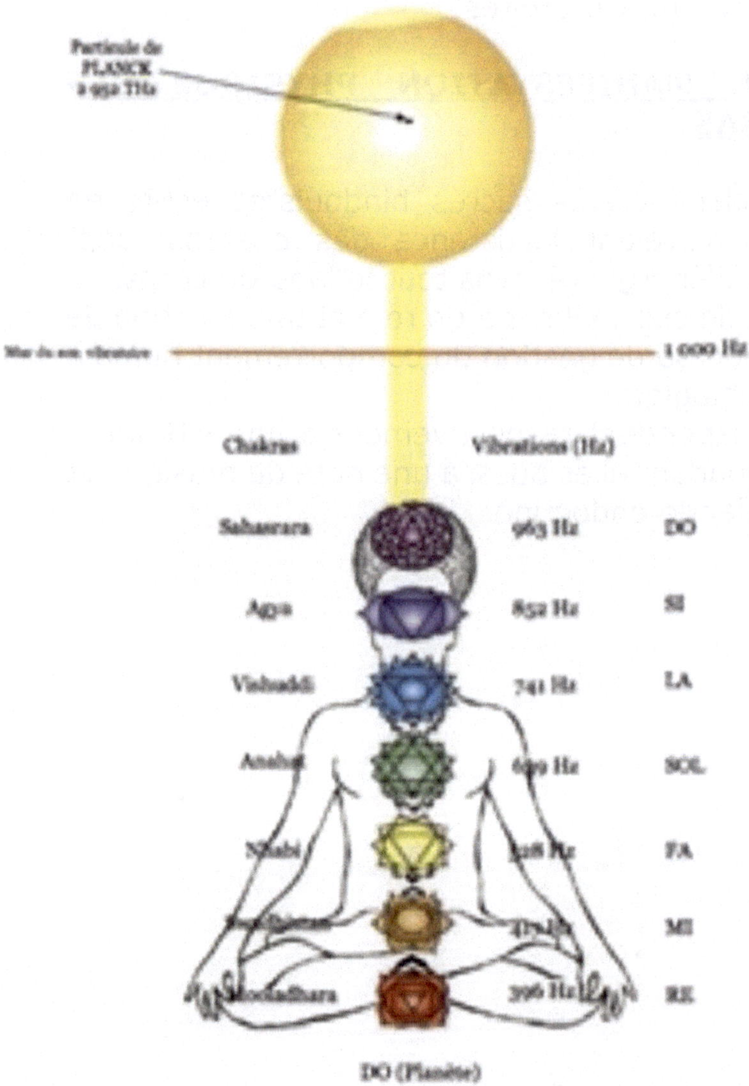

La première note de la terre est le DO.

Le DO est le chakra qui a la plus basse vibration car il est au centre de la terre.

Dès que cette vibration commence à augmenter, cela augmente les vibrations à l'intérieur du corps, via ses centres d'énergies, ses chakras.

Il est impératif qu'un Chakra vibre. Nous allons les passer en revue un par un.

Premier chakra : Le Mooladhara Chakra

C'est celui qui se trouve au niveau du sacrum. C'est le chakra sacré et c'est à partir de lui que l'énergie va monter dans le corps.
Il correspond à tout l'appareil génital (ovaires pour les femmes, testicules pour les hommes).
L'énergie passe par les organes sexuels, le sexe a donc une très grande importance pour être dans des vibrations hautes. Cependant, il doit être fait dans les meilleures conditions possibles, dans des vibrations d'amour.
Il est donc nécessaire de rétablir les polarités masculines et féminines.

Le Mooladhara Chakra correspond à la note RE et vibre à 396 Hz.

Second chakra : Le Swadhistana Chakra (juste au-dessus du Mooladhara chakra)

Il se situe environ 5 cm au-dessous du nombril. C'est le chakra qui correspond à la connaissance, et c'est d'ailleurs par ce chakra que la connaissance arrive. Ce chakra ne doit absolument pas être bloqué. Si ce chakra est bloqué, aucune connaissance ne pourra arriver.
Le Swadhistana Chakra vibre à 417 Hz et sa note est le MI.

Troisième chakra : Le Nhabi Chakra

Il se situe juste au-dessus du nombril à environ 2 cm au-dessus.
C'est le chakra de la paix, de l'affirmation.
Il correspond à la note FA et il vibre quant à lui à 528 Hz.

Quatrième chakra : L'Anahat chakra

C'est le fameux chakra du cœur. Il est d'une importance capitale.
C'est le chakra du respect de soi, de l'amour et de la confiance en soi.
Il vibre à 639 Hz et sa note est le SOL.

Cinquième chakra : Le Vishuddi Chakra

Il se situe au niveau de la glande Thyroïde.
C'est le chakra de la communication.
Il vibre à 741 Hz et correspond à la note LA.
Si vous avez un souci de thyroïde, vous pourrez d'ailleurs prononcer la note LA plusieurs fois pour rétablir les dysfonctionnements à ce niveau-là.

Sixième chakra : L' Agnya Chakra

Il se situe au niveau du troisième œil, juste au milieu des deux sourcils.
C'est lui qui correspond à la glande pinéale.
Il est d'une importance capitale pour l'intuition.
Il vibre à 852 Hz et sa note est le SI.

Septième chakra : Le Sahasrara chakra

Il se situe juste un peu au-dessus du crâne, au niveau de la fontanelle.
Il vibre à 963 Hz et sa note est le DO (UT).

Plus vous augmenterez la vibration de ces 7 chakras, plus vous vous rapprocherez du mur du son vibratoire qui se situe à 1000 Hz.

A QUOI CORRESPOND CHACUN DES CHAKRAS?

1/ Le Mooladhara Chakra : Appareil génital
2/ Le Swadhistan Chakra : Pancréas
3/ Le Nhabi Chakra : Glandes surrénales (elles sont essentielles au niveau du rajeunissement, de l'anti-oxydation du corps)
4/ L'Anahat Chakra : C'est le chakra du cœur, et il correspond au Thymus
5/ Le Vishuddi Chakra : Thyroïde, c'est le chakra de la communication
6/ L'Agnya Chakra : Il correspond à la glande pinéale (le troisième œil)
7/ Le Sahasrara Chakra : Système nerveux central (hypothalamus)

C'est uniquement lorsque tous ces chakras sont nettoyés, désengorgés, décalcifiés que l'énergie qui arrive de l'Univers peut pénétrer à travers le corps.

QU'EST-CE-QUE CELA ENGENDRE LORSQU'IL Y A DYSFONCTIONNEMENT?

Voyons déjà à quoi correspondent les vibrations de chacun des chakras que nous venons de passer en revue.

Le Mooladhara Chakra :

Il correspond à la note RÉ
Glande endocrine : Les gonades ou autrement dit l'appareil génital
C'est le chakra de l'assurance.
Lorsque ce chakra est fluide, cela engendrera de l'assurance. C'est en effet le chakra sur lequel vous allez vous appuyer.
Par contre, lorsque ce chakra est bloqué, engorgé, cela entraînera de l'agressivité.
Cela va vous permettre de savoir globalement où vous en êtes.
Si vous vivez dans une agressivité constante, c'est que votre Mooladhara Chakra est totalement engorgé, bloqué.

Le Swadhistan Chakra :

C'est le Chakra de la patience et de la créativité.
Lorsque vous avez des challenges au niveau de la créativité et que celle-ci n'est pas au rendez-vous, ou encore lorsque vous perdez patience, c'est que ce Chakra est bloqué, engorgé. Cela entraîne donc l'anxiété.

Le Nhabi Chakra :

C'est le Chakra de la paix.
Lorsque ce Chakra est bloqué, engorgé, calcifié, cela entraînera l'égoïsme.

L'Anahat Chakra :

C'est le Chakra du cœur.
Ce Chakra est d'une grande importance.
C'est non seulement le Chakra de l'amour, mais également le Chakra de la générosité.
C'est avec ce Chakra que vous pourrez offrir votre talent à l'Univers et aux autres.
Lorsque l'Anahat Chakra (Chakra du cœur) est bloqué, cela entraînera de la rancune.
Par contre, lorsqu'il est débloqué, ce Chakra deviendra votre «émetteur».
C'est grâce à lui que vous pourrez envoyer des bons de commande précis à l'Univers.
Son déblocage, décalcification est donc primordial.

Le Vishuddi Chakra :

Il correspond à la glande thyroïde.
C'est le Chakra de la communication.
Lorsque celui-ci est bloqué, cela entraîne un repli sur soi-même et de la timidité.

L'Agnya Chakra :

C'est le Chakra du pardon inconditionnel.
Le pardon permet de se libérer soi-même, mais aussi de libérer l'autre.
Ce Chakra est d'une grande importance, car c'est votre récepteur.
C'est à partir de ce Chakra que toutes les intuitions, toutes les suggestions de l'Univers vont arriver.
Lorsque ce Chakra est bloqué, la personne devient totalement obtuse, bornée.

Le Sahasrara Chakra :

C'est le Chakra de la sagesse (Fleur de Lotus).
Lorsque ce Chakra est engorgé cela entraîne la folie, le délire, les hallucinations.

B/ LES SECRETS DE LA PARTICULE DE PLANCK ET DE LA GLANDE PINÉALE

La source de l'Univers a été découverte par Planck, un Astrophysicien du début du siècle (De la génération d'Einstein).

Il a découvert une supra particule, au centre du trou noir. C'est à partir de cette particule que le Big bang s'est formé.

Elle n'est plus considérée comme hypothétique depuis qu'elle vient d'être corroborée par une équipe de scientifique hongrois qui la nomme la cinquième force.

Cette particule vibre à la plus haute fréquence (2 952 000 Hz) et elle se déplace à la plus grande vitesse, soit 64 fois la vitesse de la lumière.
Le chiffre 64 est d'ailleurs un chiffre sacré contenu dans la fleur de vie.

Lorsque vous aurez déconditionné toutes vos glandes endocrines, vous vous élèverez vibratoirement et vous pourrez faire les efforts nécessaires pour aller vous ajuster à cette vibration de la particule de Planck qui est la source de l'Univers connue à l'heure actuelle.

Une fois que vous êtes ajusté, vous serez alors connecté à cette source.

Le jour où vous aurez atteint cette connexion, vous vivrez votre vie en toutes synchronicités.

Il vous suffira alors de penser à quelque chose pour que cela se manifeste immédiatement dans votre vie.

La glande pinéale correspond à l'Agnya Chakra, notre troisième œil qui vibre à une fréquence de 852 Hz et correspond à la note SI.

C'est le seuil de la perception et de la clairvoyance.

Le Chakra Agnya nous permet d'être conscients de nous-même, des autres et du monde.

Cette glande est constituée de cristaux d'apatite. Cristaux qui ont la plus haute fréquence vibratoire.

La glande pinéale est le récepteur, ses cristaux permettant de capter les vibrations qui émanent de la source de l'Univers.
L'émetteur quant à lui est le plexus solaire, le Chakra du cœur.

La glande pinéale est calcifiée à cause de la malbouffe, des vaccins, médicaments etc.... D'ailleurs les IRM révèlent que la glande pinéale d'une personne lambda est envahie de calcaire.

Lorsque le plexus solaire est décalcifié, vous pourrez alors envoyer toutes vos demandes précises à l'Univers.

L'Univers vous renverra alors la réponse sous forme d'intuitions à travers la glande pinéale.

D'où l'importance capitale de faire en sorte que toutes ces glandes soient décalcifiées.

COMMENT DECALCIFIER LES GLANDES ENDOCRINES ET AVOIR DES VIBRATIONS OPTIMALES?

1/ Energie physique :

- Exercices d'aérobie
- Hydratation quotidienne (1,5 l) avec une eau alcaline
- Alimentation : donner les 114 nutriments nécessaires quotidiennement aux cellules.

Alimentation :

- Éliminer tous les produits blancs, pâtes, riz, pomme de terre
- Éliminer la viande rouge, de porc, de mouton
- Stoppez les produits laitiers

En privilégiant :

- Le riz complet, pain noir, boulgour, quinoa, millet, sarrasin
- La volaille bio, le poisson, les œufs, le tofu, fromages et yaourts au lait de brebis ou de chèvre

- Les légumes verts, légumes frais, fruits frais, épices alcalines, le tout arrosé d'huile de sésame, d'avocat, ou d'olive, de lin, de krill (bio et à première pression à froid)

<u>Rituel du matin :</u>

Commencez vos journées avec :

- Un citron bio pressé
- 2 cuillères à soupe d'huile de coco bio
- Aloe vera et jus de noni (à prendre un peu après l'absorption du jus de citron et huile de coco)

Revoir le chapitre 2 pour toutes les informations.

Rappel :
Nos cellules ont besoin de 114 nutriments au quotidien pour bien fonctionner.
Si elles ne les ont pas dans l'alimentation, elles iront les chercher coûte que coûte. En commençant par la peau, les os, dans les tissus, dans les muscles et ensuite dans les organes.

L'objectif étant d'avoir un environnement alcalin dans votre corps. Pourtant, la majeure partie de la population a un pH inférieur à 5. Leur organisme est alors acide.

Pour savoir si votre organisme est acide, vérifiez vos urines. Si elles sont très jaune voir orange votre corps est totalement acide.

Par contre, dès que vous aurez modifié votre alimentation, que vous boirez 1,5 l par jour d'eau alcaline (pH 8 est idéal) vous obtiendrez alors un pH de 7 – 8 ce qui est excellent et vos urines seront claires voire transparentes.

2/ l'énergie mentale :

Une fois que vous aurez fait ce qu'il faut pour votre corps en changeant votre alimentation et que votre environnement intérieur est devenu alcalin vous pourrez vous occuper de votre énergie mentale.

Il y a effectivement des réglages à effectuer dans un ordre chronologique dès lors que l'eau dans vos neurones sera clarifiée.

- Faire une activité bien-être tous les jours (chant, danse, musique baroque ou classique, rire, écrire,…)
- Allez chercher le soleil minimum 20 mn par jour

3/ L'énergie émotionnelle :

Une fois que vous vous serez occupé de votre énergie physiologique et de votre énergie mentale vous pourrez vous occuper de votre énergie émotionnelle avec :

- Méditations guidées
- A travers la gratitude permanente pour tout ce qui vous est arrivé dans la journée

Tout cela vous mettra alors dans une énergie émotionnelle optimale.

Revenons à présent un moment sur la glande pinéale.
Comme je l'ai dit à plusieurs reprises dans ce chapitre, elle est d'une importance majeure. Bien que toutes nos glandes endocrines soient importantes également.

Je vais vous démontrer pourquoi la glande pinéale et le thymus sont importants en parlant de l'Ankh Egyptien.

C/ LA VRAIE SIGNIFICATION DE L'ANKH EGYPTIEN (ET POURQUOI LES EGYPTOLOGUES SE TROMPENT)

Connaissez-vous la croix Ansée Égyptienne? Et connaissez-vous sa signification?

Les Égyptiens avaient une connaissance pointue de tous les enseignements de base de l'Univers. Ils s'en servaient au quotidien.

Pour bien comprendre la signification de l'Ankh, il faut le regarder légèrement de côté.

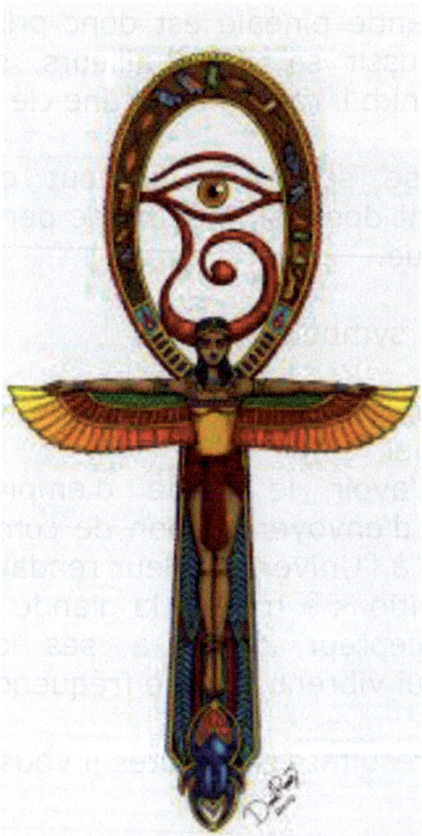

Le centre de cet Ankh c'est l'Anahat Chakra (Le Chakra du cœur).

Lorsque vous envoyez un bon de commande précis à l'Univers, il va vous revenir par des intuitions à travers la glande pinéale et la boucle est bouclée.

Décalcifier sa glande pinéale est donc primordial pour pouvoir réussir sa vie. D'ailleurs, si vous regardez bien l'Ankh il ressemble à une clé ☺

Les Égyptiens se servaient de tout ça. Les Égyptologues sont donc, si je peux me permettre, à côté de la plaque.

L'Ankh a tous les symboles :

- La croix qui fait la jonction entre le matériel et le spirituel
- Le fait d'avoir le mode d'emploi leur permettait d'envoyer un bon de commande bien précis à l'Univers qui leur rendait par le biais d'intuitions à travers la glande pinéale (super récepteur grâce à ses cristaux d'apatite qui vibrent à haute fréquence).

Pour obtenir les résultats escomptés il vous faudra donc :

- Changer totalement et radicalement vos pensées et votre langage interne
- Faire des coupes sombres immédiatement dans votre alimentation

D'où l'importance de suivre, à la lettre, tout le protocole que j'ai évoqué dans ce livre.

La décalcification de votre glande pinéale pourra prendre, en fonction de votre rigueur et de votre assiduité de quelques semaines à quelques mois.

Dès que celle-ci sera décalcifiée, vous vous en rendrez compte durant vos méditations. Au niveau de votre troisième œil, un point lumineux d'un blanc pur et intense apparaîtra, de plus en plus gros au fur et à mesure que votre glande pinéale se décalcifie.

Pour aider à une décalcification plus rapide (uniquement si vous avez drastiquement changé votre alimentation, supprimé tabac et autres poisons de votre vie) vous pourrez prendre ce qui suit :

MSM - Méthyl-Sulfonyl-Méthane

- (2 cuillères à soupe par jour)
- La Zéolite (idem en posologie)

Vous trouverez ces produits dans les magasins bios uniquement.

Ces deux produits vous aideront à vous libérer des métaux lourds.

Mais je le répète, cela ne fonctionnera que si et seulement si vous avez mis le processus de changement en route.

Dès que votre glande pinéale sera décalcifiée, toutes les autres le seront également pour la simple et bonne raison que c'est la dernière à se décalcifier.

Mettez bien tous les éléments en application et vous verrez votre vie changer radicalement.

Si vous voulez aller plus loin, la conversation continue sur internet ! Je vous offre la méthode « Comment décalcifier vos glandes endocrines et vous connecter à l'Univers » :
academieaime.com/livre/glandesendocrines

CHAPITRE 8

COMMENT DETERMINER VOS OBJECTIFS AVEC EFFICACITE POUR LES ATTEINDRE

L'ART DE TRANSFORMER VOTRE MISSION EN RÉALITÉ

Dans le précédent chapitre, nous avons vu comment s'y prendre concrètement pour décalcifier ses glandes endocrines. Vous avez compris qu'il était primordial que celles-ci soient totalement désencrassées et totalement opérationnelles pour pouvoir vous connecter à l'Univers.

Dans ce chapitre, prolongement du précédent, nous allons nous intéresser aux objectifs et comment les déterminer avec efficacité, mais surtout pour les atteindre.

Aristote disait «L'excellence est un art que l'on n'atteint que par l'exercice constant. Nous sommes ce que nous faisons de manière répétée. L'excellence n'est donc pas une action mais une habitude»

Nous allons voir que vous êtes le réalisateur ou la réalisatrice conscient(e) de votre vie! Co-créateur (trice) avec l'Univers.

Nous allons évoquer la détermination des objectifs.

Nous ne parlerons pas là de vibrations (un peu tout de même), ni d'Egypte. Pourtant, sans cela, tout ce que j'ai évoqué au travers des différents chapitres n'a de sens!!

Nous ferons la différence entre :

- Objectif
- Rêve
- Mission

Et surtout nous verrons comment vous fixer des objectifs dans les hautes vibrations et surtout comment les dérouler pour qu'ils puissent à coup sûr se réaliser.

- Pourquoi déterminer des objectifs de la mauvaise manière vous mènera droit à l'échec
- L'erreur N°1 à éviter pour atteindre tous les objectifs que vous vous fixez
- Les 3 règles du succès pour un objectif réussi et tout mettre en œuvre pour l'atteindre
- La question manquante ou pourquoi déterminer un objectif est seulement la seconde étape du processus
- La technique simple pour diviser votre mission de vie en objectifs et la rendre réalisable facilement

Vous allez, dès maintenant, commencer à rédiger votre «Road Book».

A/ LES ERREURS QUI VOUS EMPÊCHENT DE REUSSIR

Erreur 1 : il y a une confusion entre un objectif et une mission (rêve). Cela entraîne donc un manque de certitude (erreur 2). Le doute se propage alors, entraînant également dans son sillon le manque de confiance en soi, et une baisse vibratoire.

La toute première étape pour atteindre votre mission est d'avoir la totale liberté financière pour arrêter d'avoir à penser à comment faire pour payer les factures. C'est la condition minimum. Si vous avez trop de problèmes financiers et si vous restez plongé dedans, comment pourrez-vous avoir la certitude nécessaire?

Je vais vous demander de procéder à deux exercices. Réalisez le premier exercice avant de vous pencher sur le second. Chacun a son importance mais il faut réaliser ceux-ci dans l'ordre. Commençons par le premier exercice.

Premier exercice :

Déterminer le rêve au fond de vous

Cela demande une véritable introspection, donc de prendre un moment juste vous avec vous-même. Allez dans un endroit calme, au bord de la mer, au bord d'un lac, dans les bois, un endroit où vous serez en communion avec la nature sans être dérangé.
Et répondez à ces 4 questions de manière profonde en rédigeant vos réponses sur un cahier (écrivez tant que vous le sentez).

a) Avant l'âge de 7 ans qu'est-ce-qui vous passionnait?
b) Qu'adoriez-vous faire?
c) Aujourd'hui qu'est-ce-que vous aimez faire?
d) A l'heure actuelle, qu'est-ce-que vous pouvez faire?

Une fois que vous avez répondu de manière approfondie à ces 4 questions, déterminez les mots communs qui se trouvent dans chacune de vos réponses.

Vous trouverez alors ce que l'Univers a mis en vous.

Tout commence toujours par vous!

«Lorsqu'un avion a un problème en vol, vous mettez un masque à oxygène en premier avant d'aller aider les autres.»

Aidez-vous, vous-même avant d'aller chercher à aider les autres. Ce point est vraiment d'une importance majeure.

Procéder de manière inverse, créera du marasme dans votre vie «Des aveugles qui vont diriger des aveugles».

B/ FAIRE DE VOTRE MISSION UNE REALITE

Il faut commencer par comprendre qu'il y a deux types d'objectifs à déterminer :

1) Les objectifs pour vous, pour votre bien-être, pour être sûr et certain de rester constamment dans les vibrations les plus hautes
2) Les objectifs pour déterminer votre mission

Faites de votre mission une réalité!

«Comment découper votre mission en objectifs multiples»?

Ce que je veux dire par là, c'est : «comment réaliser le film de votre vie à 6 mois par exemple».

Vous êtes là le scénariste, et vous êtes également le réalisateur.

Vous allez réaliser un «Story Board» à 6 mois. Et c'est d'ailleurs le second exercice que je vous propose de réaliser.

Vous ne pourrez réaliser ce second exercice qu'une fois que votre rêve aura été parfaitement défini.

Second exercice :

Ecrivez ce scénario avec le plus de détails possibles, en incluant les seconds rôles, les figurants, les lieux, les paysages, l'ambiance. Tout comme dans un film.

Lorsque vous aurez déterminé tout cela, vous allez découper tout cela en scènes.

Votre découpage sera le suivant :

- En scènes à trois mois
- Puis en scènes à un mois
- Puis en scènes à une semaine
- Puis une scène pour le lendemain

Vous tournerez alors toutes les scènes les unes après les autres.
Et vous allez vous mettre en état de méditation et chercher à visualiser le plus précisément chaque scène, comme si vous étiez spectateur du film.

Rappelez-vous, dans un précédent chapitre nous avons déterminé votre chemin de vie. Vous le connaissez donc parfaitement! Vous savez maintenant parfaitement vers quoi vous orienter. Vous devrez tenir compte de votre chemin de vie pour établir votre mission, votre rêve.

C'est le moment idéal pour utiliser les vibrations que l'Univers a mis au fond de vous et donc d'utiliser ce fameux chemin de vie.

C'est en suivant votre chemin de vie que vous trouverez votre rêve, votre mission. Et pour cela, il va vous falloir procéder étape après étape.

Prenons un exemple concret :

Admettons que votre objectif est d'obtenir 24000 euros en 12 mois.

La marche avant 24 000 euros serait 6 mois soit 12 000 euros
La marche avant 6 mois serait 3 mois soit 6000 euros
La marche avant 3 mois serait 1 mois soit 2000 euros

Pour l'instant, votre objectif est d'obtenir 2 000 euros en épargne mensuelle, c'est tout.

Ensuite convertissez à la semaine, ce qui donnera 500 euros par semaine etc....

Listez ensuite un maximum de solutions qui vous permettront d'atteindre cet objectif.

Est-ce par exemple :

- Obtenir une augmentation?
- Développer votre chiffre d'affaires si vous êtes patron?

- Obtenir un revenu secondaire sur internet, en MLM ou autre?

L'exemple que je viens de vous donner, vous serez en mesure de le transposer à tout ce que vous voulez. C'est une technique qui vous permettra de décortiquer votre film à 6 mois et ensuite de le disséquer scène par scène.

Vous pourrez alors faire focaliser votre cerveau là-dessus, scène par scène et vous verrez à quel point c'est une technique puissante.

A ce stade, vous devez devenir un penseur de possibilités.

Une fois que vous aurez décalcifié, décongestionné vos glandes endocrines et que vous pratiquerez vos méditations en pensant à vos possibilités, vos neurones vous mèneront vers les solutions les plus adéquates.

Vous réaliserez alors tous les objectifs étape par étape, qui, mis les uns au bout des autres vont faire que toutes les scènes vont être jouées et le film à 6 mois sera réalisé.

Ce film en corrélation avec votre chemin de vie.

<u>C/ LES 3 REGLES DU SUCCES</u>

Pour atteindre un objectif, il y a trois règles importantes à respecter.

Dans son livre «Réfléchissez et devenez Riche», Napoléon Hill parle d'un désir brûlant.

1) Un besoin brûlant de réaliser quelque chose
2) Un pourquoi puissant (pourquoi vous voulez réaliser telle ou telle chose? pourquoi jouer cette scène?)
3) Des moyens performants

J'ai dernièrement posé la question à certains de mes élèves : «quel est ton objectif de revenus?»

La réponse récurrente était : «je veux gagner un million».

Par contre quand je leur ai posé la question : «pourquoi veux-tu gagner ce million?»

Silence absolu.

Se donner comme objectif de gagner un million d'Euros en six mois est totalement illusoire! Ou alors c'est un véritable coup de chance!

En fait, au départ, ils ne savent pas ce qu'ils veulent réaliser avec ce million, ni même à quoi il va leur servir!

Il est primordial de se poser en permanence la question : «Pourquoi ?». Il faut connaître le véritable pourquoi, cela est absolument indispensable.

Lorsque vos objectifs sont alignés avec votre chemin de vie (VOUS), avec votre vibration intime, votre mission arrivera.

Dès que vous serez aligné avec ces trois règles du succès, vous commencerez alors à réaliser votre rêve, votre mission.

Plus rien, ni personne ne pourra vous arrêter.

Si vous voulez aller plus loin, la conversation continue sur internet ! Je vous offre la méthode : « Comment déterminer vos objectifs avec efficacité pour les atteindre » :

academieaime.com/livre/objectifs

CHAPITRE 9

COMMENT OBTENIR TOUT CE QUE VOUS VOULEZ DE LA VIE?

Dans le chapitre précédent, nous avons vu comment déterminer vos objectifs avec efficacité pour les atteindre et créer le film de votre vie.

«L'art de transformer votre vie en réalité»

Nous entamons le tout dernier volet des «9 phases de la spiritualité appliquée».

Vous allez comprendre le cœur de la spiritualité appliquée.

Tout ce que je vous ai transmis au fil des chapitres de ce livre s'emboite les uns avec les autres pour vous permettre d'accomplir votre mission de vie et vivre ainsi la vie dont vous rêvez.

C'est le moment où vous allez mettre tout en œuvre pour réaliser ce que vous voulez véritablement, où vous créerez votre plan d'actions à suivre pour les prochaines années, si ce n'est tout le reste de votre vie.

Dans ce chapitre, nous allons voir :

1 – Comment associer chaque élément de la Spiritualité Appliquée et créer votre plan d'action spécial pour réaliser votre mission (votre Road Book)

2 – L'élément manquant de la majorité des programmes de développement personnel ou comment faire pour obtenir toutes les pièces du puzzle et constituer le puzzle de votre vie. Avec moi, vous êtes dans la métamorphose personnelle.

3 – La méthode simple pour accomplir n'importe quoi et obtenir tout ce que vous voulez vraiment dans ce monde moderne, tout en restant authentique.

Pour faire plus simple, nous allons voir la **formule de votre vie**.

A / L'ELEMENT MANQUANT

L'élément manquant dans toutes les démarches de développement personnel est simple. Il s'agit de la vision globale de votre vie.

Pendant longtemps, mon problème a été de piocher partout une solution à une partie du problème. Trop de stress? Je cherchais alors une méditation adaptée ...Une incohérence dans un texte ou une méthode? Je cherchais constamment de la nouveauté sans pour autant être satisfait. Je récupérais une pièce du puzzle l'une après l'autre.

J'étais constamment à la recherche de la baguette magique qui me permettrait de transformer complètement ma vie, et me permettrait de vivre ma vie au maximum et d'accomplir ma mission.

Tout ceci m'a vraiment aidé.

Désormais, j'ai une véritable approche holistique.

Je tiens compte de la globalité de l'être que vous êtes.

Je souhaite que vous soyez conscient que vous êtes un être exceptionnel, unique, chaque jour en vous regardant dans le miroir. Vous êtes unique et vous n'êtes pas arrivé sur cette terre pour rien.

Vous êtes un exemplaire unique, même vos yeux sont uniques, votre voix est unique, tout en vous est unique : empreintes digitales, ADN, votre démarche, votre apparence physique.

Et tout ceci n'est pas un hasard.

Vous êtes là en tant qu'exemplaire unique pour aller apporter votre talent au monde.

Tout ceci doit être bien ancré au plus profond de vos neurones. Votre dignité ne peut en aucun cas être entachée car ce que vous avez au fond de vous est inné.

Si votre dignité est entachée, c'est vous qui avez autorisé, cette personne ou cet évènement extérieur à l'entacher.

Je vais vous démontrer tout cela avec mon approche holistique, dans un ordre chronologique.

De cette manière, vous pourrez réaliser les réglages qui s'imposent à tous les niveaux pour réaliser la vie pour laquelle vous êtes arrivé sur terre.

Je vais vous aider à fabriquer votre baguette magique afin d'obtenir la vie que vous devez avoir. Pas la vie que la société veut que vous ayez (formatages etc.) mais la vie que vous devez vivre.

Vous êtes une émanation de l'Univers, de la source de l'Univers, constitué de la même intensité que la source de l'Univers. Vous devez vous reconnecter à cette vibration.

Pourtant, tout est fait pour que vous en soyez détourné (villes formées de béton, verre, acier ...). Tout est fait pour que vous vous mainteniez dans les vibrations les plus basses.

On vous fait manger n'importe quoi, des produits chimiques, médicaments, conservateurs vous maintenant dans de basses vibrations.

Votre cerveau est saturé par des contraintes, des choses à faire dans des urgences permanentes. Tout cela engendre un stress constant.

Dans ce chapitre, je vais vous apprendre à déformater, débloquer, décoincer tout cela.

L'élément manquant :

J'ai obtenu une force incommensurable en testant des tas de nouvelles méthodes par le passé. Avec toutes ces connaissances accumulées durant ces 20 années de «foire» au développement personnel et à la spiritualité, j'ai pu piocher dans chaque outil, dans chaque domaine, tout ce qu'il me fallait pour former un ensemble cohérent.

C'est ainsi que j'ai pu créer ma baguette magique, ce puzzle reconstitué.

Voici la formule pour créer la vôtre! Je vais tout vous démontrer pas à pas.

B / LA FORMULE DE VOTRE METAMORPHOSE

La formule de votre métamorphose est simple ... tellement plus simple que ce que l'on imagine. Dans le développement personnel, tel que vous le connaissez aujourd'hui, vous n'obtiendrez jamais votre puzzle reconstitué en son intégralité.

Il n'y a jamais eu autant de millionnaires qu'à l'heure actuelle!

En France, à l'heure actuelle, il y a d'ailleurs plus de 2 millions de millionnaires.

C'est peu par rapport à la population globale, mais énorme par rapport à d'autres pays.

Cela veut dire tout simplement qu'il y a des gens qui ont focalisé pour devenir millionnaires.

Même si nous vivons à l'ère du fast-food et du développement personnel aussi instantanés que la soupe chinoise, vous devez voir plus loin que la majorité des personnes. Tout le monde veut de l'instantané (ils sont conditionnés ainsi) et c'est pour cette raison qu'ils ont une grande exigence. Ils ont l'impression que tout leur est dû.

Tout le monde veut tout et immédiatement. Cela entraîne des dysfonctionnements car tout le monde est dans l'impatience.

L'impatience est un élément vraiment bloquant. Elle bloque le deuxième chakra, celui qui correspond au pancréas. Il n'est donc pas étonnant qu'il y ait autant de personnes qui sont diabétiques. Nous sommes malheureusement dans une société ou l'impatience prévaut sur tout le reste.

La formule de votre métamorphose :

Il faut toutefois que je soulève quelque chose d'important! Votre métamorphose et l'accomplissement de votre mission ne se feront pas du jour au lendemain.
Ce sera le résultat d'actions que vous prendrez jour après jour.

Votre cerveau est habitué à zapper. Tout est mis en œuvre pour que son attention soit détournée en permanence. Il va donc falloir le rééduquer pour reprendre le pouvoir dessus. Avec l'assiduité, la rigueur et de la régularité.

La majorité d'entre vous a des habitudes que vous n'avez même pas choisies.

Il est désormais grand temps de choisir véritablement vos propres habitudes, celles que vous aurez choisies.

Prenons par exemple votre apparence. Elle est le résultat de vos habitudes de vie, de l'alimentation que vous avez depuis que vous êtes né. Mais aussi le résultat de ce que vous faites ou que vous ne faites pas, du sport que vous avez fait ou pas, de ce que vous avez ingéré toute votre vie, des drogues que vous avez prises, de la consommation de cigarettes…

Votre apparence est le résultat de tout un ensemble d'habitudes que vous avez eu au quotidien.

Mais qu'en est-il lorsque vous changez vos habitudes?

C'est très simple, cela va engendrer le rétablissement de tous les dysfonctionnements à l'intérieur de votre corps (physiques, psychiques, émotionnels).

Lorsque vous changez vos habitudes alimentaires, lorsque vous hydratez bien votre corps, que vous le mettez en mouvement, que vous vous oxygénez, tout change en vous.

Prendre soin de son corps tout simplement ☺, mais pourquoi prendre soin de son corps?

Personnellement, je considère que le corps est votre véhicule pour passer votre vie.

C'est un véhicule électro magnétique, mais c'est également un monument sacré, car c'est le temple de votre âme. Il y a un diamant à l'intérieur de vous.

La question qu'il faut se poser est : «Est-ce-que vous préférez conserver ce diamant dans une boite en carton banale, parfois abimée, ou dans un écrin magnifique digne des plus grands bijoutiers?»

Il va falloir prendre la décision d'aller ancrer profondément d'autres habitudes dans votre cerveau, dans vos neurones.

Les 9 étapes simples pour votre métamorphose :

Etape 1 : Rester dans des vibrations optimales
Etape 2 : Identifier votre boussole, votre chemin de vie
Etape 3 : Aller identifier votre mission
Etape 4 : Déterminer vos objectifs
Etape 5 : Création du film de votre vie avec un cercle social inspirant
Etape 6 : Accomplissez plus
Etape 7 : Développez vos finances pour être libre et vous libérer des contraintes matérielles
Etape 8 : Décalcifiez vos glandes endocrines
Etape 9 : Etape mystère (Je ne peux la divulguer dans ce livre car ce sont des enseignements confidentiels que je n'enseigne qu'à mes élèves, désireux de réellement changer de vie avec mon accompagnement.)

Vous avez maintenant connaissance des 9 étapes pour aller créer votre baguette magique, créer votre métamorphose personnelle et obtenir la vie que vous devez vivre.

Prenons maintenant chaque étape les unes après les autres en détails. Vous allez voir que je procède sous forme de check-list. C'est très intéressant et cela vous permettra de suivre toutes vos progressions. Je demande toujours de remplir minimum 80% de chacune des check-list.

ETAPE 1 – RESTER DANS LES VIBRATIONS OPTIMALES

La première étape est d'être chaque jour dans les vibrations les plus hautes. C'est la clé qui vous permettra d'atteindre TOUT le reste.

Rappel de la check-list «vibrations optimales».

Energie physique :

- Exercices d'aérobie
- Hydratation : 1,5 l d'eau alcaline
- Alimentation : Votre corps a besoin de 114 nutriments

Alimentation :

Eviter :

- Les produits blancs, pain, pâtes, riz, pommes de terre
- Viandes rouges, porc, mouton
- Produits laitiers

Privilégier :

- Riz complet, pain noir, boulgour, sarrasin, quinoa, millet (pas de pâtes complètes)
- Volailles bio, poisson, œufs, tofu, fromage et yaourts au lait de brebis, fruits de mer
- Légumes, fruits, épices alcalines
- Huiles bio : Olive première pression à froid, lin, krill, avocat

Plus :

- Chaque matin à jeun : un citron bio pressé + 2 cuillères à soupe d'huile de coco bio (liquéfiée) + aloe vera et jus de noni

Energie mentale :

- Pratiquer des activités qui produisent du bien être : chant, danse, musique baroque ou classique, rire, marche, lecture, massage .....

Energie émotionnelle :

- Méditation
- Cultiver la gratitude à travers votre cahier de gratitudes.

ETAPE 2 – IDENTIFIER VOTRE BOUSSOLE

La seconde étape est d'identifier votre boussole de vie avant même de chercher votre mission.

Votre boussole vous donnera une indication précise sur la direction à prendre.

Suivez la fiche de travail numérologique.

Calcul de votre vibration intime (votre chemin de vie) :

En additionnant les valeurs de votre date de naissance, vous allez obtenir votre vibration intime, votre boussole vibratoire pour savoir dans quelle direction vous diriger.

Exemple :

Si vous êtes né le 5 novembre 1970
C'est-à-dire 05/11/1970 vous allez procéder ainsi :

05 + 11 + 1970 = 1986

Maintenant, vous allez chercher à réduire cette somme à un seul chiffre (sauf si vous obtenez 11, 22 ou 33 qui sont des maîtres nombres)

1986 = 1 + 9 + 8 + 6 = 24

2 + 4 = 6

La personne dans cet exemple a donc un chemin de vie 6.

Au total il existe 11 chemins de vie différents :

1 – Originalité
2 – Coopération, service, diplomatie
3 – Créativité, extraversion
4 – Travail et rigueur
5 – Liberté, nouveauté, aventure
6 – Responsabilité, harmonie, conciliation

7 – Réflexion, intériorisation, penseurs
8 – Pouvoir, succès, argent
9 – Humanisme, altruisme
11 – Intuition, vision
22 – Création, organisation

Tout chemin de vie bien suivi peut amener à la réussite.

ETAPE 3 – IDENTIFIER VOTRE MISSION

Une fois votre direction découverte, votre mission se dévoilera au cours de vos méditations. La méditation du tube pranique est d'ailleurs une des meilleures méditations. Elle doit être faite tous les matins.

Méditation du tube pranique en détails :

a – Fermez les yeux

b – Imaginez un rayon de lumière qui part d'en bas de la terre pour traverser votre corps et remonter à travers chaque chakra, jusqu'à sortir et remonter de plus en plus haut jusqu'à la source.

c – Imaginez ce rayon vous ancrer au sol, tout en vous connectant à la source pour être aligné dès le début de la journée.

Commencez chaque journée par cette méditation, juste après votre jus de citron bio pressé et huile de coco, et cela pendant une dizaine de minutes.

ETAPE 4 – DETERMINER VOS OBJECTIFS

Une fois que vous avez votre mission, utilisez la technique des escaliers pour identifier les objectifs que vous devez atteindre (méthode du pas à pas).

Il est indispensable de déterminer les étapes sur votre chemin.

L'escalier vers l'accomplissement de votre mission :

L'idée de cette technique est de voir votre mission, votre vision ultime et d'imaginer l'escalier qui va vous y mener.

Quelles sont les marches par lesquelles vous allez passer pour l'accomplir?

Vous travaillerez ensuite marche par marche.

ETAPE 5 – METAMORPHOSER VOS RELATIONS

Une fois que vous avez élevé vos vibrations, déterminé votre direction, votre mission et vos objectifs, alors l'étape suivante est de développer une relation intime magique et un cercle social inspirant.

Puisque vous avez élevé votre niveau vibratoire grâce à la check-list «vibrations optimales», les synchronicités vont se mettre en place.

Il s'agit maintenant de les identifier grâce aux signes des opportunités vibratoires.

Vous mettez en scène vos seconds rôles, vos figurants pour réaliser le film de votre vie

Les 3 signes d'une opportunité vibratoire :

1 – Instinct (besoin de parler à une personne en particulier même au milieu d'une foule)
2 – Croiser une même personne plusieurs fois
3 – Introduction par une connaissance

ETAPE 6 – ACCOMPLISSEZ PLUS EN TRAVAILLANT MOINS

Développez vos capacités de travail et toute votre productivité pour pouvoir agir plus, en travaillant moins.

La première étape est de prendre les 5 habitudes de productivité maximale.

Les 5 habitudes de productivité maximale :

Habitude 1 : Le conditionnement matinal (rituel évoqué précédemment)
Habitude 2 : Commencez par le plus important
Habitude 3 : Focus tâche par tâche
Habitude 4 : Fixez des dates limites
Habitude 5 : Écrivez pour que ça s'imprime

ETAPE 7 – DEVELOPPEZ VOS FINANCES

Une fois les techniques de productivité acquises, vous devez identifier les actions à prendre pour réussir.

En règle générale, la première étape est de développer vos finances pour vous libérer des banques et du gouvernement.

C'est seulement une fois que vous serez sorti de l'esclavagisme moderne que vous pourrez vraiment aider les autres.

C'est comme dans un avion qui a un problème. Mettez votre masque à oxygène avant même de porter assistance aux personnes autour de vous.

Avant de rentrer dans les détails pour atteindre chaque objectif, suivez les trois étapes pour vivre et rester dans l'opulence.

<u>3 étapes pour vivre et rester dans l'opulence :</u>

Etape 1 : Savoir où vous en êtes (faire un état des lieux)
Etape 2 : Avoir un plan de développement précis
Etape 3 : Avoir un plan de protection

ETAPE 8 – ALIGNEZ VOUS AVEC LA SOURCE

Cette étape correspond à la représentation de l'Ankh Égyptien.

<u>La vraie signification de l'Ankh Égyptien :</u>

Quand vous aurez appris à vous connecter à cette source connue de l'Univers, vous atteindrez précisément ce que vous voudrez. Les anciens égyptiens avaient compris cela. C'est de là que vient l'Ankh.

ETAPE 9 – SECRETE

Je ne peux pas en parler pour l'instant. Comme je vous le disais précédemment cette étape et les détails ultra importants qu'elle contient sont réservés aux personnes qui suivent mon programme et qui ont déjà accompli toutes les étapes précédentes avec la plus grande assiduité.

C/ MEME LES CHIRURGIENS ONT UNE CHECK LIST POUR OUVRIR UN CERVEAU

Nous allons rééduquer votre cerveau.
La formule est intéressante, mais elle n'est cependant pas suffisante.

Les docteurs se servent d'une check-list pour ouvrir un cerveau. Les hôpitaux ont énormément de défauts mais il existe un point duquel nous devons nous inspirer. Rien n'est laissé au hasard. Même les figurants (assistants) ont des tâches bien précises et tout est coché au fur et à mesure sur cette check-list.

Un chirurgien va suivre une procédure étape par étape jusqu'à la fin de son opération.

Obtenir des habitudes, de nouveaux conditionnements, c'est là le chemin de votre mission.

Suivez bien toutes les étapes chaque jour.

Je peux vous aider à métamorphoser votre vie et vous former à cela si vous le souhaitez :
http://www.academieaime.com

CONCLUSION

Pourquoi la spiritualité appliquée?

Vous l'aurez compris maintenant C'est l'adaptation à la société moderne de la majorité des enseignements spirituels datant de plusieurs millénaires. C'est aussi le lien avec les recherches scientifiques en physique quantique, neurosciences, neuropsychologies et les techniques de coaching modernes, dans un condensé de méthodes pour permettre à chacun d'être une personne spirituelle qui réussit dans tous les aspects de notre monde moderne. Etre dans ce monde mais plus de ce monde».

Mais quel est le prix que j'ai payé pour vous proposer cette formation?

Comme je l'explique déjà dans ma biographie (chapitre 1), c'est quand j'ai pu réaliser mon rêve que ma mission est arrivée. C'est à ce moment-là que l'Univers m'a demandé d'enseigner ce que j'avais appris. D'enseigner tout ce puzzle que j'ai mis plus de vingt ans à reconstituer.

Et encore une fois, je rappelle que je ne l'ai fait qu'à partir du moment où j'ai pu réaliser mon rêve.

On voit de très nombreux programmes de formations en développement personnel sur internet, n'est-ce-pas? C'est vrai mais ... il y a un mais. Contrairement aux autres, je ne régurgite pas des choses que j'ai apprises ailleurs. Le cursus d'enseignement que je vous propose, vous ne le trouverez nulle part ailleurs. Le puzzle, je l'ai reconstitué en son intégralité et c'est moi et uniquement moi qui l'ai fait! Je n'ai eu besoin de personne.

Tous les autres, sans les dénigrer, ne vous donneront finalement que des bribes.

Mais comment arrive votre mission?

Elle n'arrive, que lorsque vous avez réalisé le rêve que l'Univers a mis au fond de vous quand vous êtes arrivé sur cette terre. Mais tout est fait pour que ce rêve soit enfoui, pour qu'il soit mis sous des couches de sédiments.

Pour trouver ce rêve, rappelez-vous de ce qui vous passionnait avant l'âge de 7 ans, parce qu'à ce moment vous aviez encore la ligne directe avec l'Univers. Jusqu'à vos 7 ans, vous saviez déjà ce que vous vouliez faire.

Ce que vous avez à faire, c'est rechercher ce qui vous passionnait, ce que vous aimiez faire à cette période de votre vie.

A partir de ce moment-là, vous allez commencer à avoir une indication sur le rêve que l'Univers a mis au fond de vous.

Par exemple, je rêvais d'être un aventurier, de découvrir plein de choses.

Ce rêve a commencé à se concrétiser au fur et à mesure de mon avancée dans la vie.

Je regardais le plus souvent des reportages sur les îles.

Ce rêve il a bien souvent été mis sous le boisseau.

Je me disais souvent : «ça serait bien ...et si .... » J'utilisais le conditionnel! Ce temps qu'on ne devrait même pas enseigner à l'école. Ce temps qui veut dire: «je n'y crois pas», que ça parait une impossibilité.

Mais, ce rêve était toujours quelque part au fond de moi. Et quand je suis venu, plus tard, pour la toute première fois ici sur l'île ou je vis actuellement, je me suis dit qu'un jour j'y retournerai et que ce serait ici que je vivrai. Je vivrai dans un paysage comme celui où je vis actuellement.

L'Univers a fait en sorte, par des chemins détournés, que ce rêve puisse devenir réalité.

Mais tout ceci n'est pas pour rien! C'est parce que l'Univers avait quelque chose pour moi.

Tout comme vous ne le saurez qu'une fois que vous aurez réalisé votre rêve, vous l'avez très bien compris et votre mission arrivera en un rien de temps. Tout comme ce fut le cas pour moi.

Relisez ma biographie dans le chapitre 1. Tout ce que j'enseigne actuellement, c'est le fruit de plus de vingt années à étudier des ouvrages de développement personnel, à décoder les plus grands ouvrages sacrés, à assister à des séminaires et des retraites parfois au bout du monde.... J'ai perdu beaucoup d'argent, perdu des sociétés, investi des centaines de milliers d'euros pour me former et pour apprendre. En relisant ma biographie, vous comprendrez qu'il faut avoir fait un parcours, plus ou moins difficile, pour en arriver là!

Ce par quoi je suis passé, je ne le regrette absolument pas. J'ai maintenant la sécurité financière, je suis libre, pas d'employés (je ne collabore qu'avec des freelance), je n'ai pas d'horaires, et surtout, oui surtout je suis libre du gouvernement et des banques.

Je vis dans un paradis terrestre. Ma maison donne directement sur le lagon, je vis toute l'année les pieds dans l'eau turquoise de ce lagon.

C'est un privilège pour moi de transmettre ma mission, ce puzzle que j'ai pu reconstituer grâce à l'Univers.

Je veux absolument que vous viviez vous aussi, la vie idyllique que je vis moi-même actuellement.

Toutes les formations que j'ai mises au point sont la synthèse, la quintessence même de tout ce que j'ai pu apprendre durant les vingt dernières années.

Et vous aussi maintenant vous pouvez bénéficier de tous ces enseignements qui vont vous aider à trouver votre propre mission et impacter la vie des autres. Vous pourrez grâce à eux obtenir de vivre dans les synchronicités permanentes, mais pour cela il faut agir, et agir rapidement.

Souvenez-vous de Ben. Je vous ai parlé de Ben dans le précédent chapitre. Il ramait depuis des années, il était au bout du rouleau. Quand j'ai rencontré Ben, il a compris en un rien de temps que ce que je proposais était fait pour lui. Et, au lieu de payer des factures urgentes en retard qu'il devait payer depuis des mois, il a préféré prendre les devants et il s'est offert ma formation. Des synchronicités immédiates se sont alors produites.

Il est tout simplement passé à l'action, et une somme d'argent inespérée lui est arrivée. C'est sa rigueur qui fut sa meilleure alliée. Il a appliqué tous mes conseils à la lettre, sans se poser de questions. Deux mois ont suffi pour multiplier son revenu par dix. Du RSA à cinq mille euros par mois.

Impliquez-vous! Passez à l'action. Vous l'avez compris, si vous le faites, des synchronicités se produiront aussi chez vous.

C'est en agissant, en prenant les bonnes décisions que les plus belles choses de votre vie se produiront. Sachez prendre pour une fois une bonne décision dans votre vie.

Je vous donne tous les détails et les directives pour suivre mes enseignements ici :

http://www.academieaime.com